■ „Lutein galt lange als ein Carotinoid unter vielen, von dem man bestenfalls den Namen kannte. Die große Stunde des Luteins schlug, als sich herauskristallisierte, **wie wichtig Lutein für die Gesundheit der Augen ist.**"

Felicitas Reglin,
Journal für Orthomolekulare Medizin,
Dezember 2004

■ „Die Wahrscheinlichkeit, dass sich ein Grauer Star bildet, kann sehr stark durch **Ernährung und Nährstoffzufuhr** beeinflusst werden."

Burgersteins Handbuch Nährstoffe, Haug Verlag

■ „Denn die Augen sind genauere Zeugen als die Ohren."

Heraklit

| | |
|---|---|
| Dr. Anja Schemionek: | Projektleitung: Susann Obermeier |
| Lutein, Die Gesundheit | Gestaltungskonzept, Umschlag- |
| Ihrer Augen erhalten | gestaltung, Innenlayout: KleiDesign |
| Lektorat: Agentur Spu.K, Bonn | Fotos und Abbildungen: |
| © LebensBaum Verlag | siehe Bildverzeichnis |
| in J. Kamphausen Verlag & | Druck & Verarbeitung: |
| Distribution GmbH, Bielefeld | media-print, Paderborn |

**www.lebensbaum-verlag.de**

Bibliografische Information der Deutschen Nationalbibliothek
Die Deutsche Nationalbibliothek verzeichnet diese
Publikation in der Deutschen Nationalbibliografie;
detaillierte bibliografische Daten sind im Internet
über http://dnb.d-nb.de abrufbar.

1. Auflage - 2010

ISBN 978-3-928430-54-8

Alle Rechte der Nutzung, des Nachdrucks, der Verwertung und Verbreitung
oder Verarbeitung – auch auszugsweise – vorbehalten.
Alle Angaben in diesem Buch sind von der Autorin sorgfältig geprüft.
Jegliche Haftung für Personen-, Sach- und Vermögensschäden ist jedoch ausgeschlossen.

Dr. Anja Schemionek

# Lutein

Die Gesundheit Ihrer Augen erhalten

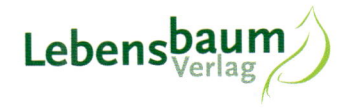

Lebensbaum Verlag

**Dr. Anja Schemionek** ist Diplom-Biologin und Wissenschaftsredakteurin. Sie arbeitet als freie Autorir, Dozentin und Lektorin vor allem im Themenkreis Gesundheit. Aus persönlicher Überzeugung widmet sie sich ganz besonders den ganzheitlichen und natürlichen Heilmethoden.

# Inhalt

## 1 Das Auge – Fenster zur Welt ... 7
Sehen – wie macht das Auge das? ... 11
Vitamin A – Sehen braucht Sehpurpur ... 17
- Exkurs: Was ist bei Brillenträgern los? ... 20

Wenn das Auge älter wird ... 21

## 2 Lutein und andere Carotinoide – für gutes Sehen unentbehrlich ... 24
- Exkurs: Carotinoide – ein bisschen Chemie und anderes mehr ... 25
- Exkurs: Das sichtbare Licht – ein Ausschnitt aus dem Wellenspektrum ... 27

Beta-Carotin ... 32
Lutein und Zeaxanthin ... 34
Lycopin ... 37

## 3 Antioxidantien und noch mehr für das empfindliche Auge ... 38
Vitamin C und Zink – ein starkes Team ... 38
Selen – noch ein Plus im Kampf gegen die Radikale ... 40
Anthocyane – Heidelbeeren tun gut! ... 41
Omega-3-Fettsäuren machen die Netzhaut „beweglich" ... 43
Vitamin E und Coenzym Q10 – damit Fettiges nichts abkriegt ... 45
- Exkurs: Q10 – Energie für das Sehen ... 47

Rezepte ... 49

## 4 Was sonst noch hilfreich für die Augen ist ... 55

Literaturverzeichnis ... 59
Glossar ... 60
Sachregister ... 62
Bildverzeichnis ... 63

**Ein wichtiger Hinweis für unsere Leserinnen und Leser:**

Bei der Erstellung dieses Buches haben der Verlag und die Autorin intensiv recherchiert und darauf geachtet, dass die genutzten Quellen aktuell und seriös waren. Da die Wissenschaft in ständiger Weiterentwicklung ist, können die in diesem Buch dargestellten Erkenntnisse natürlicherweise nur den Wissensstand zum Recherchezeitpunkt abbilden.

Weiterhin sind alle Angaben im Buch als Informationen und Anregungen zur Unterstützung der Gesundheit zu verstehen. Weder die Autorin noch der Verlag können Angaben machen, die eine Beratung oder Behandlung durch Ärzte oder Heilpraktiker ersetzen. Wenn sich aus der praktischen Umsetzung der in diesem Buch vorgestellten Informationen etwaige Probleme oder Schäden ergeben, können Verlag und Autorin keinerlei Haftung dafür übernehmen. Jede Leserin und jeder Leser sollte in eigener Verantwortung entscheiden, wie mit den Informationen dieser Publikation umzugehen ist.

Nehmen Sie die Warnungen und Hinweise im Text ernst. Sprechen Sie, insbesondere wenn Sie erkrankt sind, mit Ihren Therapeuten über die Anwendung von Lutein sowie anderen Augenvitalstoffen und die hier dargestellten wissenschaftlichen Erkenntnisse.

# Das Auge – Fenster zur Welt

Hören, Riechen, Sehen, Fühlen, Schmecken – Sehen ist für die meisten Menschen der wichtigste ihrer fünf Sinne. Und das ist nicht erst seit dem Zeitalter von Film und Fernsehen so, in dem die meisten Informationen über Bilder transportiert werden. Viele normale Dinge des Alltags sind eng an ein gutes Funktionieren der Augen geknüpft. Wie wichtig das Sehen ist, das merkt man besonders dann, wenn man sich einmal traut, die Augen fest zu verschließen oder sie sogar zu verbinden und sich allein über das Hören und Vortasten im Raum zu orientieren und zu bewegen. Gar nicht einfach! Da merkt man schnell, dass man doch möglichst nicht auf die Augen verzichten möchte und sein Sehen schützen und pflegen sollte, damit es lange und möglichst gut erhalten bleibt!

> **Essen im Dunkeln – das besondere Restaurant**
>
> Inzwischen gibt es mehrere Restaurants in Deutschland, die eine ganz besondere Idee umsetzen: Man is(s)t im Stockdunkeln – ein ganz spezielles Erlebnis ist einem da sicher!
> Das gewünschte Essen wird noch vor dem Betreten des dunklen Essraums ausgewählt und danach kann es losgehen: Nicht nur, dass die Orientierung im Raum bis zum Tisch schon schwierig ist, hier wird meist noch von den versierten (und blinden) Bedienungen geholfen, man weiß auch nur über die Ohren, ob und wie viele andere Gäste da sind. Am Tisch muss dann alles ganz anders ablaufen als bekannt. Wo steht das Weinglas? Wo habe ich eben das Wasserglas hingestellt? Man möchte schließlich nichts umwerfen und gerne wirklich das gerade gewünschte Getränk an die Lippen setzen – und nicht die Cola vom Sitznachbarn. Auch das Nachschenken aus der servierten Karaffe wird zum Balanceakt, und – HILFE! – wie voll ist das Glas schon? Der Finger muss es testen. Und wenn das Essen dann kommt, wird es noch interessanter: Alle anderen Sinne verstärken sich, wenn der Sehsinn wegfällt. Plötzlich wird

der Duft des Essens viel wichtiger und intensiver, die Konsistenz wird deutlicher. Ein wirklich ganz neues (Geschmacks-)Erlebnis! Und kaum jemand bemerkt, wenn die Serviette klammheimlich und gar nicht nach Knigge-Art in den Kragen gesteckt wird, denn Kleckern passiert unter solchen Bedingungen nicht selten – doch meist bleibt es völlig unbemerkt ... bis man aus dem Essraum herauskommt und ins grelle Licht tritt.
Vielleicht ist diese Art des Essen im Dunkeln ja auch eine Idee für die nächste Einladung von guten Freunden: ein Without-Candlelight-Dinner!

Das Auge hat selbst schon einige Schutzvorrichtungen: Die Augenbrauen zum Beispiel schützen es vor Schweiß oder Wasser, das von der Stirn heruntertropfen könnte. Die Wimpern schützen zusätzlich vor Nässe: Wenn jemand nass wird und die Augen zusammenpresst, dann wird die Flüssigkeit aus seinen Augenhöhlen herausgedrückt, bleibt in den Wimpern hängen und am Auge selbst ist nur ein leichter Feuchtigkeitsfilm übrig, der nicht schadet. Die Wimpern fangen Staubkörner oder kleine Insekten ab, die auf das Auge zusteuern, und wirken außerdem als Berührungsantennen, denn wenn etwas unvorhergesehen die Wimpern berührt, so springt der Lidschlussreflex an und das Auge schließt sich blitzschnell. Dieser Reflex schließt das Auge auch schon dann, wenn etwas dem Auge nur nahe kommt. So werden Fremdkörper vom empfindlichen Auge weitmöglichst ferngehalten.

Und nicht zuletzt ist die Tränenflüssigkeit eine wichtige Grundlage für die Gesundheit und den Schutz der Augen. Sie hält die Augen feucht und spült Fremdkörper, die vielleicht doch einmal ins Auge gelangt sind, schnell wieder heraus. Die Tränenflüssigkeit ist dabei ein ganz besonderes Nass. Sie ist nicht nur die salzige Flüssigkeit, die man von seinen eigenen Tränen kennt. Da steckt noch viel mehr drin. Mediziner haben den Flüssigkeitsfilm, der ständig im Auge aufrechterhalten wird, genau analysiert und können Erstaunliches berichten: Dieser Film ist ultradünn und besteht dennoch aus drei Lagen! Die innerste Schicht liegt direkt auf dem Auge auf, sie enthält viele schleimige Anteile. Diese Schicht ist ein wichtiger

Feuchtigkeitsspender für das Auge und kann zusätzlich mikrofeine Unebenheiten außen auf dem Auge ausgleichen, indem die schleimige Flüssigkeit sie auffüllt. So pflegt und optimiert diese Tränenflüssigkeitsschicht den optischen Apparat des Auges. Die innerste Schicht ist aber auch der Ernährer der Augenoberfläche. Es ist ja leicht zu erkennen, dass viele sichtbare Teile des Auges keine eigenen Blutgefäße haben. Die Hornhaut und die Linse sind zum Beispiel vollständig auf die Ernährung durch diese innerste Schicht der Tränenflüssigkeit angewiesen! Diese muss also nähr- und vitalstoffhaltig sein, damit das Auge gesund bleiben kann.

Über der nährenden „Schleimschicht" liegt als Nächstes die sehr wässrige Schicht der Tränenflüssigkeit. Sie ist die dickste der drei Schichten und stellt mehr oder weniger den Feuchtigkeitsspeicher für die innerste Schicht dar. Aus diesem wässrigen Bereich kommen die Tränen, die ein Mensch vergießen kann.

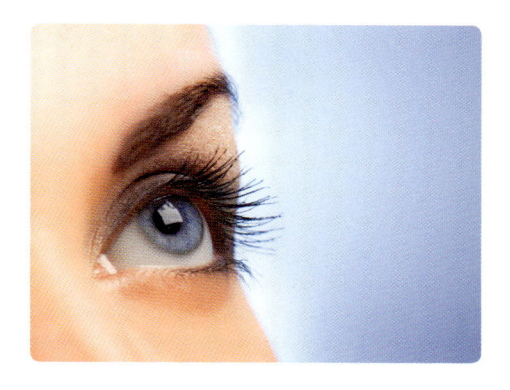

Die äußerste Schicht der Tränenflüssigkeit ist – man kann es sich fast nicht vorstellen – fetthaltig! Sie bildet den Abschluss nach außen und ist daher die Schicht, die die Verdunstung der für das Auge so wichtigen Flüssigkeit bestmöglich verhindern soll. Und das tut sie recht effektiv, indem sie sozusagen als dünner Fettfilm über den anderen Schichten liegt und es so den Wasseranteilen sehr schwer macht, zu verdunsten. Eine geniale Lösung! Doch das ist noch nicht alles, hat doch die Tränenflüssigkeit neben ihrer Ernährungs- und Feuchthaltefunktion auch noch die Aufgabe, das Auge vor Infektionen zu schützen. Schutz bietet sie schon durch das rege Fließen der Tränen, wenn doch einmal etwas ins Auge geraten ist. Möglicherweise damit eingetragene Erreger werden dann oft einfach mit herausgespült. Doch zusätzlich enthält die Tränenflüssigkeit natürliche antibiotische Wirkstoffe, die es Bakterien schwer machen, das Auge zu erobern. So ist das offene Auge als „Einstiegspforte" für Keime gut bewacht und wirksam vor Infektionen geschützt.

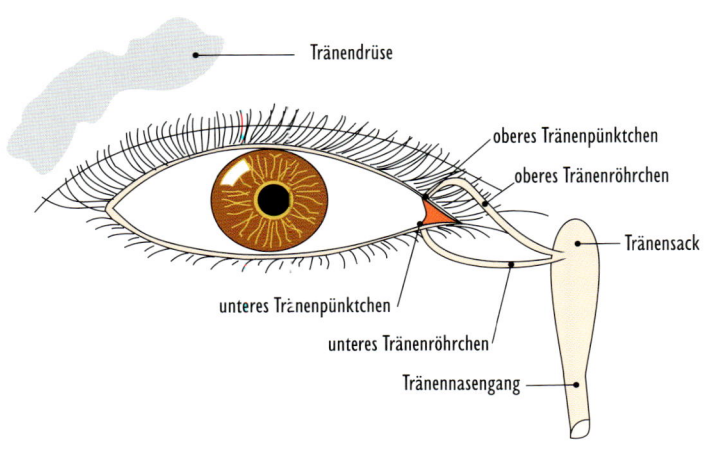

- Tränendrüse
- oberes Tränenpünktchen
- oberes Tränenröhrchen
- Tränensack
- unteres Tränenpünktchen
- unteres Tränenröhrchen
- Tränennasengang

Die Tränenflüssigkeit entsteht in der Tränendrüse, die knapp unter dem äußeren Augenbrauenbogen liegt. Sie produziert das faszinierende Nähr- und Schutzmaterial für die Augen, indem sie Wasser zusammen mit all den für das Auge bedeutenden Stoffen aus dem Blut herausfiltert. Sie produziert ständig nach, solange das Auge geöffnet ist. Nur während des Schlafes wird keine Tränenflüssigkeit gebildet, da die Augen dann durch die Lider verschlossen sind und nicht so viel Feuchtigkeit brauchen. Damit das Auge auch tagsüber nicht vor Nässe „überläuft", gibt es im inneren Augenwinkel kleine Abflusskanälchen, die die überschüssige Flüssigkeit in die Nasenhöhle leiten. Meist bemerkt der Mensch von diesem ständigen Fluss durch seine Augen nichts. Erst wenn es durch einen äußeren Reiz oder ein emotionales Erlebnis zu einer stärkeren Flüssigkeitsproduktion kommt, läuft das Auge über: Der Mensch weint.

Mit der Tränenflüssigkeit ist auch schon ein Schutzmechanismus des Auges im Visier, auf dessen Gesunderhaltung jeder Mensch ganz direkt und sehr einfach ein wenig Einfluss hat: Zuallererst sollte man seine Augen immer vor dem Austrocknen schützen. Es ist wichtig, darauf zu achten, dass man nicht im „Luftzug" sitzt, denn der kann viel Feuchtigkeit von der Augenoberfläche nehmen. Ebenso können Ventilatoren und auch Klimaanlagen extreme Austrocknungen in den Augen verursachen. Als weitere einfach Pflegemaßnahme ist das ausreichende Trinken anzusehen. Denn nur, wer genug trinkt, hat ausreichend Tränenflüssigkeit. Der Körper muss mit seinen Flüssigkeitsreserven generell gut haushalten. Wenn nun nicht genug Flüssigkeit im Körper ist, das Blut also dickflüssig ist und relativ wenig Wasser enthält, dann betrifft dieser Mangel alle Organe des Körpers. Man merkt es zum Beispiel an den Schleimhäuten der Nase oder sogar an der Haut – alles wird trockener, genauso auch die Augen, deren Tränendrüse aus dem dicken Blut nicht genug Wasser herausfiltern kann. Trinken ist also eine ganz einfache Möglichkeit, diesen natürlichen Augenschutz zu unterstützen. Und wie viel ist genug? Anderthalb bis zwei Liter Flüssigkeit am Tag sollte jeder Mensch zu sich nehmen, am besten gleichmäßig über den Tag verteilt getrunken, dann ist diese Gefahr für die Augen und den restlichen Körper schon gebannt.

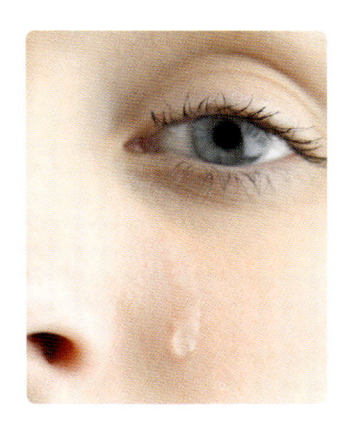

## Sehen – wie macht das Auge das?

Wie so vieles am menschlichen Körper ist auch das Auge ein schier unglaubliches Kunstwerk der Natur. Wenn man seinem Gegenüber in die Augen schaut, dann sieht man vor allem vielleicht Blau oder

Braun oder auch Grün-Grau. Doch die Farbe der Augen, genauer die Farbe der Iris – auch Regenbogenhaut genannt –, hat für das Funktionieren des Auges und das Sehvermögen keine Bedeutung, denn das findet völlig unabhängig davon statt. Das Licht fällt durch die Pupille, das ist der schwarze, kleine Kreis in der Mitte der Iris. Bevor das passieren kann, ist das Licht allerdings schon durch die klare, durchsichtige, feste Schicht der Hornhaut getreten und hat auch die halbrunde vordere wassergefüllte Augenkammer hinter sich gelassen.

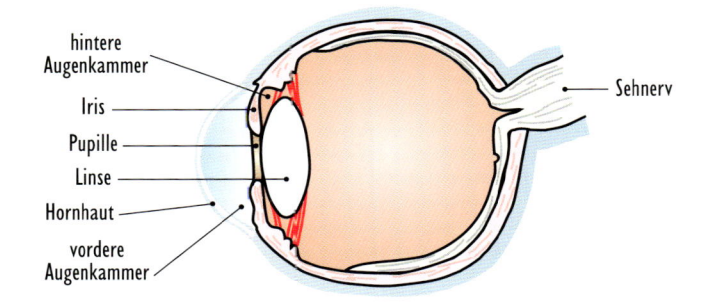

Die Hornhaut des Auges kann man von außen gut erkennen. Allerdings darf man dafür einer Person nicht von vorne in die Augen schauen, sondern man muss das von der Seite tun. Dann erkennt man, dass sich die Hornhaut vor dem Auge nach vorne wölbt. Und man sieht, dass sie klar und durchsichtig ist. Das ist es meist auch schon, was man von außen vom Auge sehen kann. Dabei ist da noch so viel Wichtiges mehr!

### Weite Pupille – enge Pupille

Licht und Schatten machen im Wesentlichen den Unterschied zwischen großen und kleinen Pupillen aus. Trifft viel Licht in das Auge, dann verengt sich die Pupille, denn das Auge braucht gar nicht so viel Licht, um klar zu sehen, und muss sich sogar vor zu viel Licht schützen. Steht nur wenig Licht zur Verfügung, zum Beispiel in der Dämmerung, dann muss das Auge so viel davon einfangen wie es geht, um den Seheindruck zu erzeugen, also weitet sich die Pupille, damit mehr Licht ins Auge fallen kann.

> Der Augenarzt kann durch bestimmte Tropfen, die er ins Auge gibt, die Pupille künstlich weiten. So kann er auch den hinteren Teil des Auges gut untersuchen. Leider hält dieser weitende Effekt länger an als die Untersuchung dauert. Die Patienten sollten danach, wenn sie wieder ans Tageslicht gehen, dies am besten nur in Begleitung tun und unbedingt eine gute Sonnenbrille tragen (siehe auch Seite 57f.), denn sonst trifft zu viel Licht ungehindert in ihr ungeschütztes Auge, sogar bei trüben Regenwetter.
> Die Pupille reagiert auch auf Gefühle: Wenn man seinem Gegenüber viel Sympathie entgegenbringt, dann weiten sich die Pupillen, ist man ihm dagegen nicht besonders wohlgesonnen, dann sind sie deutlich kleiner. Und das funktioniert auch andersherum: Hat jemand große Pupillen, so ist diese Person einem gleich viel sympathischer. Wissenschaftler haben diese Versuche an Tausenden Personen durchgeführt und es immer wieder bestätigt gefunden.
> Dabei wusste man das schon vor vielen Hundert Jahren: Es heißt, dass sich junge Italienerinnen vor einem Treffen mit ihrem Liebsten nicht ganz ungefährliche Tropfen selbst verabreichten, um die Pupillen zu vergrößern. Die Pflanze, von der diese Tropfen stammten, bekam dann auch den entsprechenden Namen: „Belladonna" – schöne Frau!

Schon die Augenkammer hat es in sich. Sie besteht aus einem vorderen Teil, der zwischen der Hornhaut und der Iris liegt, und einem hinteren Teil, der viel kleiner ist und sich zwischen Iris und Glaskörper befindet. Genau an dieser Stelle befindet sich auch die Augenlinse. Die beiden Augenkammerteile sind nur durch die Pupille der Iris miteinander verbunden. Die gesamte Kammer enthält ein Sekret, das die klare Hornhaut von innen pflegt und nährt – genauso wie die Tränenflüssigkeit das von außen tut. Auch dieses Sekret wird durch sehr spezielle Filtervorgänge aus dem Blut gewonnen, pro Auge können bis zu neun Milliliter davon am Tag entstehen! Dieses Kammerwasser enthält also genau wie die Tränenflüssigkeit viele Nähr- und Schutzstoffe und versorgt neben der Hornhaut auch die Linse mit allem Lebensnotwendigen. Beide, Hornhaut und Linse, haben sonst keinerlei Versorgung über den Blutkreislauf, da sie für den Lichtdurchtritt ganz klar und durchlässig sein müssen.

Hinter der Linse liegt der Glaskörper. Er macht vor allem aus, dass von „Augapfel" gesprochen wird, denn durch ihn ist das Auge in seiner Gesamtheit rund. Der Glaskörper ist eine gallertartige, klare, lichtdurchlässige Masse, die von einer dünnen Haut (einer Membran) begrenzt ist. Seine Gallerte hat immer genau den Wassergehalt, der nötig ist, um das Auge so schön rund zu halten. Im gesunden Auge sind das etwa 98 Prozent. Dadurch werden die Schichten, die um diese Masse herum die Begrenzung des Auges nach außen ausmachen, aneinandergedrückt. Diese Schichten sind von innen nach außen die Netzhaut, die Aderhaut und die Lederhaut.

Die ganz außen liegende, die Lederhaut, ist recht stabil und der äußere Schutzmantel des Augapfels. Die Lederhaut ist praktisch der äußere Gegenspieler für den Druck der Gallertmasse des Glaskörpers. Dadurch behält das Auge seine runde Form.

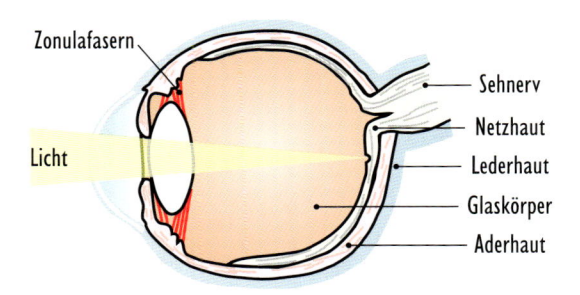

Die unter der Lederhaut liegende Schicht ist die Aderhaut. Wie ihr Name schon verrät, liegen in dieser Schicht die Blutgefäße, die das Auge insgesamt versorgen. Daran ist zweierlei bemerkenswert: Erstens ist diese Schicht sehr dünn, dennoch ist sie gut durchblutet. Man kann daraus schließen, wie zart und eng die Blutgefäße dort sein müssen! Und zweitens verändert sich die Aderhaut nach vorne hin. Verfolgt man ihren Verlauf im Auge, so fällt auf, dass sie sich dort verdickt. An dieser Stelle gehen Fäden von ihr aus, die sie mit der Linse verbinden. Diese Fäden (Zonulafasern) halten die Linse an ihrem Platz und sorgen durch gestraffte oder gelockerte Fäden dafür, dass sie schmal und groß oder rund und klein werden kann. Das dient dazu, die Brechung des ins Auge fallenden Lichtes durch die Linse so zu variieren, dass der Mensch scharf sehen kann (Mediziner nennen das die Akkommodation).

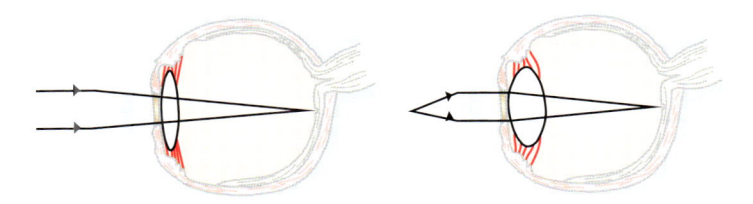

Um in allen Entfernungen scharf und klar sehen zu können, wird die Linse zum Sehen in der Ferne abgeflacht, indem die Zonufasern gestrafft werden (links). Sind die Fasern locker, rundet sich die Linse ab und Nahes wird scharf gesehen (rechts).

Die Aderhaut hat an diesen Fäden ihr Ende noch nicht erreicht. Sie geht weiter und bildet letztendlich die Iris mit all den schönen Farbtönen, die sie haben kann.

Und wie kommt es jetzt wirklich zum Sehen? Das Licht, das von der Hornhaut und der Linse gebrochen wurde, geht hinter der Linse ungehindert weiter durch den gallertgefüllten, aber klaren Glaskörper. Dahinter fällt es schließlich auf die dritte und innerste Schicht des Auges: die Netzhaut. Und dort sollten die Strahlen so auftreffen, dass sie ein scharfes Bild erzeugen könnten. Das Ganze kann man sich vorstellen wie bei einer analogen Kamera: Die Blende vorne an der Kamera ist die

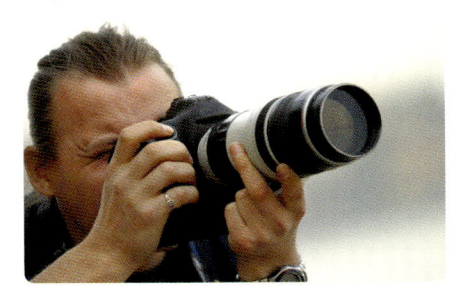

Was in den Augen zum Sehen führt, das kann man mit den Vorgängen in einer Kamera vergleichen.

Iris im Auge, die Linsen in Auge und Kamera entsprechen sich, und hinten, wo das Bild auftrifft, ist in der Kamera der Film, der später die „Negative" zu den Bildern liefert. Dort, wo den Film beim Fotografieren viel Licht trifft, schwärzt er sich, dort, wo er nur wenig Licht abbekommt, wird er grau, und wo kein Licht hinfällt, dort bleibt er weiß. Nach dem Entwickeln und Abziehen der Bilder entsteht dann der echte Bildeindruck.

So ähnlich geht es im Auge in der Netzhaut auch zu. Die Netzhaut ist zwar kein Film, der sich schwärzt, aber auch sie ist eine Schicht mit vielen Farbstoffen, vielen Sehzellen, den sogenannten Photorezeptoren, und vielen Nervenzellen. Und genau in dieser Reihenfolge liegen diese Netzhautbestandteile auch hintereinander. Die ersten sind wichtig als Schutz der Netzhaut. Denn Lichtstrahlen sind nicht nur essenziell für das Sehen, sie haben auch viel Energie. Und das Auge muss tagaus, tagein diese energiereichen Lichtstrahlen aushalten. Da braucht es einen guten Schutz, den genau diese Farbstoffe für die empfindlichen Photorezeptoren und die Nervenzellen weiter hinten in der Netzhaut bieten (mehr über diesen Schutz ab Seite 24 ff.). Die Nervenzellen sind dafür verantwortlich, die Reize der Netzhaut an das Gehirn weiterzuleiten. Aber vorher sind dafür die Photorezeptoren vonnöten, denn genau sie sind es, die die Umwandlung vollführen können zwischen dem eintreffenden Lichtstrahl und dem zarten elektrischen Signal, das von den Nerven weitergeleitet werden kann. Erst durch diese elektrischen Reize, die im Gehirn miteinander verrechnet und ausgewertet werden, erst dadurch entsteht ein Bild im Kopf. Aber kein Bild, das man sehen kann wie ein Foto, sondern ein Bild das nur im Kopf ist, weil die elektrischen Signale dort sind. Schwer vorstellbar, aber so ist es. Niemand kann einfach eine Fotoplatte in den Kopf halten und sieht ein Bild, das Bild ist nur im Kopf des Sehenden.

# Vitamin A – Sehen braucht Sehpurpur

Vitamin A ist DAS Augenvitamin schlechthin. Ohne Vitamin A könnten die Augen keinen Seheindruck erzeugen, dann bliebe nur noch der „physikalische Kamera-Apparat" des Auges übrig, der die Lichtstrahlen sammelt und lenkt, jedoch die Übertragung des Lichtes in Nervensignale nicht bewerkstelligen kann. Denn für diese Übertragung ist Vitamin A absolut unentbehrlich! Die lichtempfindlichen Photorezeptoren in der Netzhaut benötigen Vitamin A, und zwar in verschiedenen Formen: Entweder liegt es gebunden an ein Protein (Eiweiß) als Rhodopsin vor, dann sitzt es in den Stäbchen, den Sehzellen, die zum Schwarz-Weiß-Sehen gemacht sind. Oder aber das Vitamin A bindet sich an verschiedene ähnlich gebaute Proteine und bildet mit ihnen zusammen die verschiedenen Iodopsine, die in den Zapfen der Netzhaut vorkommen und für das Farbsehen vonnöten sind. Rhodopsin und Iodopsine werden umgangssprachlich auch als Sehpurpur bezeichnet, denn sie sind von intensiver roter Farbe.

Für das Sehen ist die Umwandlung dieses Sehpurpurs die Grundlage: Trifft ein Lichtstrahl ein Rhodopsin oder Iodopsin-Molekül, so kommt es zu einer Veränderung des daran gebundenen Vitamin A. Es wird ein wenig „verdreht", so als würde einer Person ein Arm auf den Rücken gedreht und sie könnte ihn allein nicht wieder nach vorne holen. Diese „Verdrehung" bewirkt eine Aktivierung des Sehpurpur-Moleküls und es trennt sich daraufhin von dem verdrehten Vitamin A. Durch dieses Lösen verändert sich die dünne Außenhaut, die Membran, des Photorezeptors. Dadurch können dort plötzlich Stoffe (genauer gelöste Mineralstoffe, wie zum Beispiel Calcium, Kalium und Natrium) hindurch, die das sonst nicht so leicht können. So kommt es zu Veränderungen der Mengen dieser gelösten Mineralien innerhalb und außerhalb der Photorezeptorzelle. Und die stellen ein elektrisches Signal dar, das an eine Nervenzelle gesendet werden kann. Das Nervensignal ist entstanden und kann von den nächsten Nervenzellen weitergeleitet werden, bis es schließlich im Gehirn ankommt und dort der Sinneseindruck „Licht" erzeugt wird.

Nun treffen natürlich immer sehr viele Lichtstrahlen gleichzeitig ins Auge und auf die Netzhaut. Und daher passiert die Vitamin-A-Verdrehung an vielen Photorezeptoren und in all diesen entstehen elektrische Signale, die ans Gehirn gesendet werden. Und aus diesen vielen verschiedenen Lichteindrücken kann das Gehirn schließlich ein komplettes Bild „zusammensetzen".

Treffen die Lichtstrahlen genau an der Stelle des schärfsten Sehens auf die Netzhaut, in der sogenannten Macula lutea, auch als „gelber Fleck" bezeichnet, dann wird von jeder Photorezeptorzelle eine Nervenzelle mit Signalen beliefert. Findet ein solcher Lichttreffer anderswo auf der Netzhaut statt, so ist die Weitergabe des Nervensignals ungenauer, denn dort sind immer mehrere Photorezeptoren mit einer Nervenzelle verbunden. Die Konsequenz ist das unschärfere Sehen. Und das ist ganz wichtig für das Gehirn, denn so ist es möglich, dass ein Mensch etwas genau betrachtet, indem er die Augen so darauf richtet, dass er es scharf sieht (sogenannte Nahakkommodation). Gleichzeitig will er dementsprechend die Umgebung nicht scharf wahrnehmen, und genau das tut er auch nicht: Die Lichtstrahlen von seinem Betrachtungsobjekt treffen auf den gelben Fleck – und werden scharf gesehen, die anderen Strahlen treffen um den gelben

**Vitamin A – nicht nur im Auge wichtig**

Vitamin A ist nicht nur für das Sehen zuständig. Es erfüllt daneben auch noch einige sehr wichtige andere Aufgaben. Es ist zum Beispiel unentbehrlich

- für die Haut und die Schleimhäute,
- bei der Bildung körpereigener Proteine,
- für die Knochen,
- für das Immunsystem,
- für die Nerven,
- bei Stress,
- für die Fruchtbarkeit und
- für jede Form des Zellwachstums.

Fleck herum auf die Netzhaut auf, und sind unscharf. Wenn dies nicht so wäre, dann könnten Menschen sich vor lauter intensiven Seheindrücken kaum retten und müssten das Wichtige nachträglich im Gehirn „herausfiltern". Diese Denkleistung bleibt ihm durch die intelligente Augenkonstruktion erspart.

Nachdem Licht die Photorezeptoren getroffen hat, ist es sehr wichtig, dass der zerfallene Sehpurpur schnell wieder regeneriert wird. Sonst wäre nach einem Seheindruck erst einmal kein nächster mehr möglich, und das darf natürlich nicht passieren. Also muss sich erstens das Vitamin A schnell wieder gerade richten und zweitens muss es sich sofort wieder an sein passendes Protein binden, um das intakte Sehpurpur (Rhodopsin und Iodopsine) zu bilden. Genau das geschieht auch – und zwar blitzschnell, damit das Sehen sofort wieder funktioniert. Weil Vitamin A beim Sehvorgang so wichtig ist, kann schon ein geringer Mangel daran spürbar werden: Zuerst wird die Sehfähigkeit in der Nacht schlechter, man fühlt sich zum Beispiel beim Autofahren stärker geblendet als andere. Tagsüber fällt das nicht sofort auf, da im Normallicht der Bedarf an Vitamin A niedriger liegt als beim Dämmerungssehen. Allerdings braucht auch das Sehen bei sehr hellem Sonnenlicht viel von diesem wichtigen Seh-Vitamin und dann kann sich ein Vitamin-A-Mangel in einer erhöhten Lichtempfindlichkeit zeigen. Grund genug, seine Vitamin-A-Versorgung im wahrsten Sinne des Wortes im Auge zu behalten!

> Neben dem erhöhten Vitamin-A-Bedarf durch das Sehen bei starker Helligkeit oder im Dämmrigen sowie bei der Arbeit an Bildschirmen wird der Bedarf auch erhöht durch Entzündungen und Rauchen. Viel Alkohol, bestimmte Medikamente und Erkrankungen (Schilddrüse, Fettverdauungsstörungen) senken die Vitamin-A-Aufnahme aus der Ernährung und können so einen Mangel bewirken.
>
> **Wichtige Vitamin-A-Lieferanten sind:**
> Eier, Hartkäse, Leber, Lebertran sowie verschiedene pflanzliche Lebensmittel, die Beta-Carotin und andere Carotinoide enthalten, die als Vitamin-A-Vorstufe (Provitamin A) wirken (s. S. 32ff.).

**Exkurs**

## Was ist bei Brillenträgern los?

Brillenträger sind meist kurzsichtig, seltener sind es Weitsichtigkeit oder Hornhautverkrümmungen, die durch eine Brille korrigiert werden müssen.

Bei Kurzsichtigkeit ist entweder die Linse verändert (sie kann sich in völlig entspannter Lage nicht optimal abrunden) oder der Augapfel ist zu lang, sodass das scharfe „Bild", das von der Linse eigentlich auf die Netzhaut geworfen werden soll, vor der Netzhaut im Glaskörper landet und der Patient unscharf sieht. Mit Hilfe von Brillengläsern oder Kontaktlinsen wird die Lichtbrechung vor dem Auge korrigiert, sodass die Lichtstrahlen dann genau die Netzhaut treffen können.

Bei Weitsichtigkeit ist der Augapfel hingegen zu kurz, das „Bild", das von der Linse auf die Netzhaut geworfen werden soll, landet hinter der Netzhaut. Allerdings kann ein Weitsichtiger seinen zu kurzen Augapfel meist recht lange ohne Brille oder Ähnliches ausgleichen, denn er akkommodiert einfach seine Linse anders, oft ohne dass er es bemerkt. Erst wenn die Altersichtigkeit (siehe unten) hinzukommt, bemerkt der Mensch es, denn diese stellt sich bei ihm ein paar Jahre früher ein als normal. Nur selten muss deshalb eine Weitsichtigkeit durch Brillengläser ausgeglichen werden, Ausnahmen sind dabei natürlich die Extremfälle mit sehr starken Abweichungen.

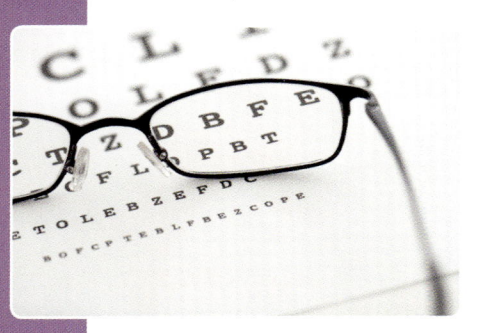

Die Hornhaut ist die erste lichtbrechende Schicht am Auge. Wenn sie nicht ebenmäßig ausgebildet ist (Hornhautverkrümmung, auch Stabsichtigkeit), kommt es auch dadurch zu unregelmäßigen Verschiebungen des Punktes des scharfen Sehens. Diese Verschiebung kann exakt gemessen und durch eine individuell angepasste Brille ausgeglichen werden. Deutlich seltener gibt es Unregelmäßigkeiten an der Linse, die ebenfalls zu einem unscharfen Seheindruck führen können und eine Korrektur benötigen.

# Wenn das Auge älter wird

Seit Kindertagen weiß man, dass ältere Leute schlechter sehen können. Warum das so ist, damit beschäftigt man sich erst, wenn es einen selbst betrifft. Was passiert da eigentlich im Auge? Zuerst einmal kann es die ganz normale Alterssichtigkeit sein. Dabei wird die Linse im Laufe der Jahre immer weniger elastisch und kann immer schlechter auf den Zug der Zonulafasern reagieren und nicht mehr ganz flach werden. Und auch wenn der Zug der Fäden nachlässt, kann die Linse sich nicht mehr so gut abrunden, wie sie das in jüngeren Jahren konnte. Sie ist einfach viel weniger flexibel. Das heißt, dass ältere Mensch sowohl bei Nah- als auch bei Fernakkommodation des Auges nicht mehr optimal sehen können. Da ist jedoch gar kein Vorgang, der erst im Alter passiert. Tatsächlich beginnt die Linse schon ganz früh in der Kindheit starrer zu werden. Doch da merkt das noch niemand. Erst nach dem vierzigsten, bei manchen Personen nach dem fünfzigsten Lebensjahr wird dieser Effekt so stark, dass Abhilfe her muss. Spätestens, wenn die eigene Armlänge nicht mehr ausreicht, um die Zeitung oder das Buch in genau dem Abstand zu halten, wo noch scharf gesehen wird, ist es an der Zeit, eine Sehhilfe – meist in Form einer Lesebrille – in Anspruch zu nehmen.

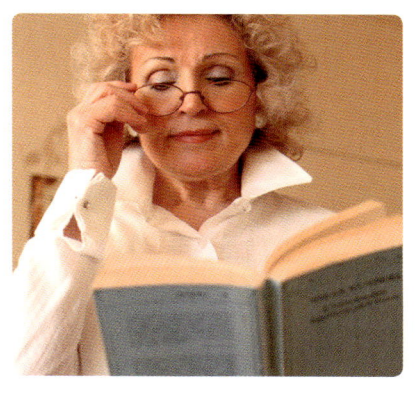

Wenn die Armlänge nicht mehr ausreicht, dann muss eine Brille her!

Doch leider ist die Alterssichtigkeit nicht das einzige Problem, mit dem das Auge im Alter kämpfen muss: Da gibt es häufig noch den Grauen und den Grünen Star, das trockene Auge und nicht zuletzt die gefürchtete altersbedingte Makuladegeneration.

- Der Grüne Star (medizinisch: das Glaukom) entsteht durch einen erhöhten Augeninnendruck. Der kommt daher, dass etwas mit dem Kammerwasserabfluss nicht stimmt. Ohne fachgerechte Behandlung schädigt dieser steigende Druck langsam, aber sicher die Netzhaut und den Sehnerv, da diese zu empfindlich und auf Druck gar nicht eingerichtet sind. Die langfristige Konsequenz kann dann die Erblindung sein.

- Der Graue Star (medizinisch: die Katarakt) ist eine Trübung der Augenlinse. Sie kann viele Ursachen haben und auch schon am jüngeren Auge auftreten. Beim altersbedingten Grauen Star ist für die Linsentrübung meist die über Jahre starke Strahlungsbelastung der Linse durch UV-Licht und andere Strahlungsquellen verantwortlich. Die Katarakt kommt in Afrika leider häufig schon bei Kindern vor, die aufgrund ihrer Mangelernährung keinen ausreichenden Lichtschutz im Auge aufbauen können.

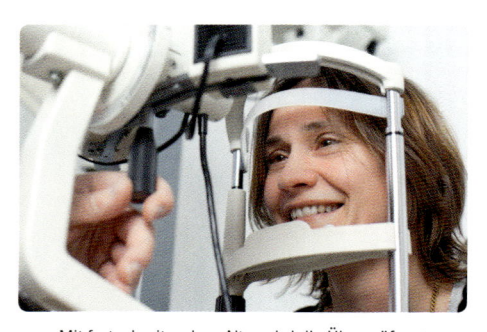

Mit fortschreitendem Alter wird die Überprüfung der Augengesundheit immer wichtiger.

- Die Erkrankungen des trockenen Auges (medizinisch: Keratokonjunktivitis sicca) entsteht durch eine mangelhafte Versorgung der Augen mit Tränenflüssigkeit. Die mit zunehmendem Alter absinkende Hormonproduktion ist oft einer der Hintergründe dieses Syndroms, aber auch andere Gründe wie Entzündungen des Lidrandes, Umwelteinflüsse wie Bildschirmarbeit, Klimaanlagen oder Ähnliches, Allergien und bestimmte Medikamente können ebenfalls Ursache für ein trockenes Auge sein.

- Die altersbedingte Makuladegeneration (kurz AMD) ist eine Erkrankung der Netzhaut, die in zwei Formen vorkommt: die trockene und die feuchte Form. Bei der trockenen Form, die deutlich häufiger auftritt und langsam fortschreitet, kommt es zu Ablagerungen in der Netzhaut, die irgendwann zu einem langsamen Absterben der Zellen führen können, was das Sehen im Verlauf immer mehr behindert. Die feuchte Form der AMD hat ihre Ursache in einem Einwachsen von Blutgefäßen unter die Netzhaut, die häufig bluten und so sehr rasch zu einem massiven Sehverlust bis zu Erblindung führen können.

Alle diese Erkrankungen der Augen müssen unbedingt von einer/m fachkundigen Augenärztin/arzt behandelt werden. Nur dort kann es die passenden Therapien und Hilfen geben. Allerdings wäre es natürlich viel besser, wenn man die Erkrankungen möglichst gut verhindern und lange verzögern könnte. So kann beim Grauen Star zum Beispiel, aufgrund seiner Häufigkeit bei Mangelernährung, recht sicher davon ausgegangen werden, dass eine gesunde Ernährung hier einer Vorsorge für das gesunde Auge gleichkommt. Und auch bei der altersbedingten Makuladegeneration (trockene Form) gibt es wissenschaftlich gut abgesicherte Hinweise, dass hier ebenfalls über eine gesunde Ernährung und sinnvoll zusammengesetzte Nahrungsergänzungsmittel eine Prävention möglich sein kann.

# 2 Lutein und andere Carotinoide – für gutes Sehen unentbehrlich

Carotinoide – was ist denn das? Hat das etwas mit Karotten zu tun? Ja, schon, denn in der Karotte sind ganz viele Carotinoide, nämlich Farbstoffe, die zu der gelb-orangen Farbe der leckeren, kleinen Wurzel führen. In der Karotte findet man vor allem das Beta-Carotin (häufig auch Carotin geschrieben), die wohl bekannteste und auch in Lebensmitteln häufigste Substanz unter den Carotinoiden. Die Karotte ist natürlich nicht der einzige Ort, an dem diese Farbstoffe zu finden sind. Sie kommen auch in anderen roten, gelben und orangen Pflanzenteilen zuhauf vor. Alle Gemüse und Obstarten mit diesen Farben enthalten Carotinoide, zum Beispiel gelbe und rote Paprika, Rotkohl, Mais, Pfirsiche, Aprikosen, Mangos, Papayas und viele andere mehr. Auch die besonders dunkelgrünen Gemüsesorten sind bemerkenswerte Träger dieser Farbstoffe, nur dort sieht man die Carotinoide nicht, denn der grüne Farbstoff (Chlorophyll) überdeckt sie. So bringen auch die grüne Paprika, der Brokkoli, der Spinat, der Grünkohl und ähnlich gefärbte Gemüse viele Carotinoide auf den Teller.

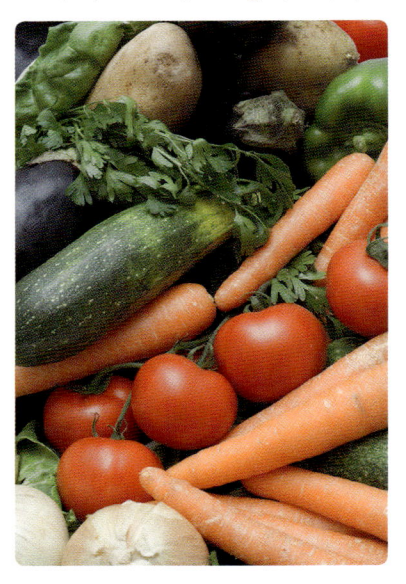

## Carotinoide – ein bisschen Chemie und anderes mehr

Die Carotinoide sind eine sehr einheitliche Gruppe von Stoffen, deren einzelne Vertreter sich nur in Kleinigkeiten voneinander unterscheiden. Sie bestehen alle aus einer langen Kette, die nur aus Kohlenstoff (C) und Wasserstoff (H) und in einigen Fällen Sauerstoff (O) aufgebaut ist, und an deren Enden meist je ein Sechserring gebunden ist. Dieser Aufbau bewirkt, dass alle Carotinoide fettlösliche Stoffe sind. Unterschieden werden zwei große Gruppen der Carotinoide: die Carotine und die Xanthophylle. Letztere haben – anders als die Carotine – an ihren endständigen Sechsecken immer irgendwo noch Sauerstoff gebunden, sonst unterscheiden sich die beiden Gruppen nur unwesentlich durch den Sitz von Doppelbindungen.

β-Carotin

Lycopin

Der Mensch ist nicht in der Lage, Carotinoide zu bilden. Er muss diese Stoffe mit der Nahrung aufnehmen. Vermutlich kann er jedoch manche Carotinoide in andere umwandeln. Nur Pflanzen, Bakterien und selten auch Pilze können Carotinoide bilden. Sie brauchen sie zuerst einmal, um sich selbst vor Licht zu schützen. Aber die hellen, bunten Farben haben auch noch eine andere Bedeutung. So sind sie zum Beispiel Signalfarben von Blüten, die sicherstellen, dass bestäubende Insekten sie finden und so ihre Vermehrung sicherstellen. Und im nächsten Entwicklungsschritt der Pflanze haben Carotinoide ebenfalls eine wichtige Bedeutung: Wenn Früchte reifen, dann ist ihre Farbe wiederum an die Vorlieben bestimmter Tiere angepasst, die die Früchte mit den darin enthaltenen Samen fressen sollen. Die Samen überstehen den Verdauungstrakt der Tiere meist unbeschadet und werden auf diese Weise verbreitet. Die Pflanze kann so an ganz anderen Stellen keimen und neu entstehen.

Carotinoide werden in der Lebensmittelindustrie gerne als natürliche Farbstoffe eingesetzt, um die Produkte ansprechender und appetitlicher aussehen zu lassen. Auch hier ist das Beta-Carotin der bekannteste Farbstoff: Butter, Margarine, Limonade, Süßwaren und manchen Milchprodukten wird es zugesetzt und verleiht ihnen eine angenehm gelbliche Färbung. Deklariert wird ein solcher Beta-Carotin-Zusatz durch die Angabe der Zusatzstoffnummer E160a. Die Nummern E160b bis E160f bezeichnen andere natürliche, dem Beta-Carotin sehr ähnliche Zusatzstoffe.

Auch Futtermitteln für Tiere werden Carotinoide zugesetzt. Hier geschieht das aber nicht, um das Futter besser aussehen zu lassen, sondern damit die Tiere diesen Farbstoff speichern und dadurch für den Menschen schöner oder appetitlicher aussehen. So werden Lachse in Aquakulturen mit bestimmten Carotinoiden gefüttert, damit ihr Fleisch seine typische rosa Farbe zeigt. Auch Flamingos im Zoo bekommen eine gehörige Portion Carotinoide, damit ihre Federn schön rosa aussehen. Sonst wären diese Vögel nämlich schwanenweiß! In beiden Fällen kopiert man mit diesem Futterzusatz die Natur, denn in freier Wildbahn würden beide Tierarten den Farbstoff über ihr natürliches Futter aufnehmen.

Wenn man sich vorstellt, wie viel Licht das Auge jeden Tag in sich hineinlassen muss, und man sich gleichzeitig daran erinnert, wie stark Sonnenlicht schon auf die Haut des Menschen wirkt, dann bekommt man ein bisschen ein Gefühl dafür, wie belastend das viele Licht für die zarten Augen sein muss. Und dennoch funktionieren die Augen bei den meisten Menschen problemlos jeden Tag über Jahre hinweg – diese enorme Leistung kann sich wirklich „sehen lassen"! Natürlich hat das Auge seine ganz speziellen Schutzmechanismen entwickelt, um die unvermeidbare und hohe Licht-Belastung zu meistern. Die Carotinoide sind ein sehr wesentlicher Bestandteil dieser Mechanismen. Denn sie unterstützen das Auge gleich auf zwei Arten, um mit dem Licht zurechtzukommen:

Erstens können sie die besonders energiereichen – und damit potenziell gefährlichen – blauen Lichtanteile (inklusive dem UV-Licht) einfach „wegfangen". Das tun sie, indem sie mithilfe ihrer gelben Farbe ganz natürlich die schädlichen Einflüsse des Lichtes bremsen (siehe Exkurs) – ähnlich einem Sonnenschirm, der die Haut vor einem Sonnenbrand bewahren kann.

## Das sichtbare Licht – ein Ausschnitt aus dem Wellenspektrum

Das energiereiche Sonnenlicht ist genaugenommen eine Ansammlung von vielen verschiedenen Lichtanteilen. Fachleute sagen dazu, dass diese Lichtanteile verschiedene Wellenlängen haben. Nähme man bestimmte Wellenlängen heraus, so erschiene das Licht farbig. Denn das Sonnenlicht sieht für den Menschen nur deshalb farblos aus, weil sich die vielen Farben gegenseitig ausgleichen. Wenn der Mensch eine Farbe sieht, dann heißt das, dass genau diese gleichfarbigen Lichtanteile von dem jeweiligen Farbstoff nicht aufgenommen (absorbiert) werden, sondern dass er sie zurückwirft – und der Mensch sie deswegen sehen kann.

Die Farbbereiche innerhalb des sichtbaren Lichtes gehen ineinander über und lassen sich nicht klar abgrenzen. Das für den Menschen sichtbare Licht liegt zwischen UV- und Infrarot-Licht im Wellenlängenbereich von etwa 400 bis 750 Nanometer. Ein Nanometer entspricht $10^{-9}$ also 0,000 000 001 Meter, 400 Nanometer sind also 0,000 000 4 Meter. So klein ist eine Welle des tiefblauen Lichtes, gemessen zwischen zwei benachbarten höchsten Erhöhungen der Welle. Unter dem sichtbaren Bereich (kleiner als 400 nm) geht es unsichtbar mit dem UV-Licht weiter, dann folgen schon die Röntgenstrahlen und schließlich die radioaktiven Gammastrahlen. Über dem sichtbaren Licht (mehr als 750 nm) kommt direkt die Infrarot-Strahlung, die man von Wärme- oder Laserbehandlungen kennt und die auch bei Rauchmeldern oder Lichtschranken zum Einsatz kommt. Danach kommt die sogenannte Terahertz-Strahlung, die in Diagnosemethoden der Medizin und Biologie, oder auch bei den heiß diskutierten Körperscannern auf den Flughäfen eingesetzt wird, es folgen die Mikrowellen, die Radiowellen und schließlich der Strombereich.

**Das für den Menschen sichtbare Spektrum (Licht)**

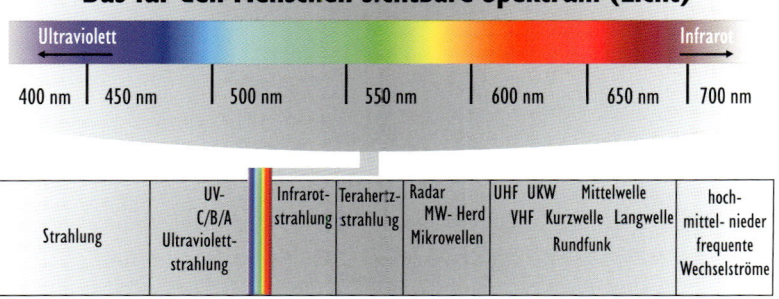

Ultraviolett — 400 nm | 450 nm | 500 nm | 550 nm | 600 nm | 650 nm | 700 nm — Infrarot

| Strahlung | UV-C/B/A Ultraviolettstrahlung | Infrarotstrahlung | Terahertzstrahlung | Radar MW- Herd Mikrowellen | UHF UKW Mittelwelle VHF Kurzwelle Langwelle Rundfunk | hoch- mittel- niederfrequente Wechselströme |
|---|---|---|---|---|---|---|

...ist nur ein kleiner Ausschnitt aus den vielen Wellen, die man heute kennt (untere Darstellung).

Am Lichtspektrum (siehe Abbildung) kann man es sich gut klarmachen: Wenn die blauen und violetten Anteile herausgenommen werden, dann bleibt vom Licht das Rot-Gelb-Orange übrig – und der Mensch kann es als Farbe sehen. Die Carotinoide, die ja Farbtöne in Gelb, Orange und Rot zeigen, tun genau das, sie nehmen die blauen Lichtanteile auf und können im Auge die Netzhaut so vor diesem energiereichen Licht schützen – und werfen das gelbe, orange oder rote Licht zurück.

Wenn ein Gegenstand schwarz ist, dann nimmt er das gesamte Lichtspektrum auf und wirft nichts zurück. Es wäre praktisch so, als wenn man nichts sieht. Aus diesem Grund werden schwarze Gegenstände im Sonnenlicht sehr schnell heiß, denn die gesamte Lichtenergie bleibt darin stecken. Wer solch einen schwarzen Gegenstand im Sonnenlicht einmal angefasst hat, der kann sich gut vorstellen, wie viel Schutz die Augen vor dieser starken Energie des Lichtes nötig haben!

Und Carotinoide haben gleichzeitig noch einen zweiten Trumpf: Sie können auch helfen, wenn ihr „Sonnenschirmeffekt" einmal nicht ausreicht. Denn dann passieren im Auge gefährliche Dinge: Es entstehen sogenannte freie Radikale. Wie ihr Name schon verrät (siehe Kasten) sind freie Radikale aggressive Teilchen, die alles um sich herum angreifen und im Extremfall zerstören können. Sie attackieren alle Zellbestandteile, mit denen sie in Kontakt kommen, und können sogar zum Absterben von Zellen führen. Fällt also zu viel radikalproduzierendes Licht in die Augen, können die Radikale dort zu großen Schäden führen. Eine schon genannte Auswirkung der Zerstörungskraft von freien Radikalen ist die Katarakt (Grauer Star), die Trübung der Augenlinse durch das Licht und die von ihm ausgelöste Radikalentstehung. Doch auch die Netzhaut und ihre Zellen leiden enorm unter Radikalen, wenn ihre Schutzsysteme zu schwach sind. Hier greift dann der zweite Trumpf der Carotinoide, denn sie wirken auch direkt der Zerstörungskraft der freien Radikale entgegen, in der Fachsprache heißt es, dass sie eine starke antioxidative Wirksamkeit haben. Das bedeutet, Carotinoide können diese aggressiven Teilchen neutralisieren und werden dabei nicht selbst zu Radikalen. Sie können die Zerstörungswelle beenden – oder noch besser –, die Radikale früh genug einfangen und die Welle gar nicht erst beginnen lassen!

> **Rette sich wer kann! Die Radikale sind los!**
>
> Radikale – die kennt man zum Beispiel als radikale Partei oder als Schlägertrupps, die bei Demonstrationen oder Fußballspielen zuschlagen. Doch die hier gemeinten freien Radikale haben mit jenen nur eines gemeinsam: Sie

sind aggressiv. Freie Radikale, die im Körper vorkommen, sind klitzekleine Teilchen (Moleküle), die andere Moleküle oder Strukturen angreifen und zerstören können. Und damit ist ihr böses Treiben leider nicht beendet. Denn die Teilchen, die von Radikalen angegriffen werden, werden oft selbst zu Radikalen und greifen wiederum andere an, meist ihre direkten Nachbarn. Es kommt zu einer Welle der Zerstörung in der Zelle – nach dem Domino-Prinzip –, wenn die freien Radikale nicht wirksam bekämpft werden können. Das kann Stoffwechselwege in den Zellen lahmlegen, das genetische Material im Zellkern schädigen, Membranen angreifen und sogar die ganze Zelle abtöten. Leicht vorstellen kann man sich daher, dass diese schädlichen, durch freie Radikale ausgelösten Vorgänge gar nicht gut für die Zellen oder jegliche Organe, wie auch das Auge, sind. Tatsächlich sind Radikalschäden Teil der Entstehung vieler ernster Krankheiten.

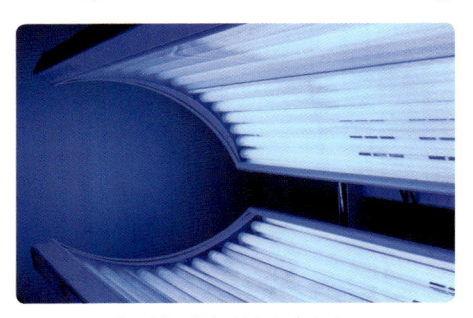

Das künstliche Licht in Solarien führt in der Haut zur Radikalentstehung.

Ein Überschuss an Radikalen hat seinen Ursprung oft in der Umwelt. Das Rauchen von Zigaretten, Pfeifen oder anderem erzeugt sie zum Beispiel in großen Mengen. Raucher nehmen diese „Zerstörer" also direkt in ihren Körper auf. Eine andere Quelle ist Licht, das natürliche Sonnenlicht genauso wie die künstlichen UV-Lichtquellen in Solarien. Auch andere Strahlung produziert freie Radikale, zum Beispiel Röntgenstrahlung und radioaktive Strahlung.

Da möchte man doch sofort und gerne richtig viele Carotinoide in seine Augen aufnehmen. Dabei muss man jedoch ein paar Dinge beachten. Die Ernährung ist die natürliche Quelle für das „Doppelschutzschild" Carotinoide in den Augen. Das, was gegessen wird, kommt aber noch lange nicht wirklich im Auge an! Man muss dafür sorgen, dass der Darm die Carotinoide gut in den Körper aufnehmen (resorbieren) kann. Diese gute Resorption hängt von vielen Faktoren ab. Zuerst einmal ist es wichtig, dass die fettlöslichen Carotinoide zusammen mit etwas Fett gegessen werden. Dafür sind die Fettmengen in ganz normalen Mahlzeiten völlig ausreichend, zum Beispiel, wenn der Möhrensalat mit ein wenig Öl angemacht ist oder ein Butterbrot zur frischen Paprika gegessen wird. Auf diese Weise können die Carotinoide über die natürlich ablaufende Fettverdauung aufgenommen werden. Eher ungünstig in Bezug auf die Resorption von Carotinoiden ist es daher, einen Möhrensaft auf nüchternen Magen zu trinken, ohne jegliches Fett, oder Nahrungsergänzungsmittel mit Carotinoiden mehr als eine Stunde vor oder nach einer Mahlzeit zu nehmen. In diesen beiden Fällen wird von den Carotinoiden nicht viel im Körper und daher auch nicht im Auge ankommen.

Gut zu wissen ist außerdem, dass die Zubereitungsart des Essens die Aufnahme dieser gesunden Farbstoffe stark beeinflusst. Generell werden die Carotinoide aus rohem Gemüse und Obst eher schlecht aufgenommen. Das kann man jedoch verbessern, indem das Gemüse immer sehr stark zerkleinert wird. Frische Möhren sollte man daher für einen Salat also eher raspeln, statt in Stücke schneiden, und frisches Obst bringt mehr Carotinoide in den Körper, wenn es zu Püree verarbeitet ist. Und

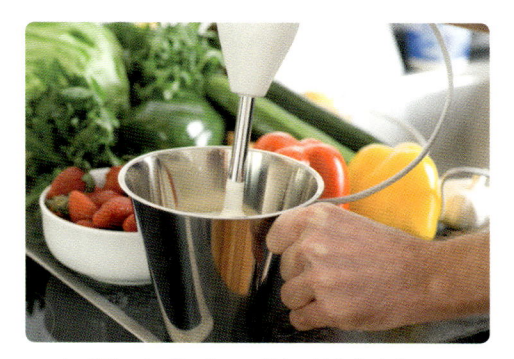

Je stärker das Gemüse zerkleinert ist, desto besser kann der Körper die Carotinoide daraus aufnehmen.

natürlich bringt das alles mehr, wenn die Lebensmittel dann auch noch gut gekaut werden, bevor sie im Magen landen!

Noch bessere Resorptionsergebnisse sind zu erzielen, wenn man das Gemüse ein wenig erhitzt. Dabei gehen die Carotinoide zwar zu einem großen Teil kaputt (manchmal bis über 50 Prozent!), aber der verbleibende Rest der interessanten Vitalstoffe wird dafür bedeutend besser aufgenommen als aus nicht erwärmtem Obst oder Gemüse. Das gleicht den Hitzeverlust gut aus.

Was hat es nun mit den verschiedenen Carotinoiden im Einzelnen auf sich? Sie sind an verschiedenen Stellen im Auge wichtig und können dem Sehapparat auf unterschiedliche Weise sehr nützlich sein.

## Beta-Carotin

Beta-Carotin ist ein sauerstofffreies Carotinoid, es gehört, wie sein Name schon vermuten lässt, in die Gruppe der Carotine. Man könnte es mit Fug und Recht auch als das „Ur-Carotinoid" bezeichnen. Jedes Kind weiß, dass Möhren Beta-Carotin enthalten und damit gesund für die Augen sind. Beta-Carotin ist Provitamin A, also die Vorstufe vom Vitamin A, das essenziell für die Sehleistung des Auges ist, weil es die Übertragung von Licht zu einem Nervensignal ermöglicht (siehe Seite 17ff.). Für die Bildung von Vitamin A im Körper wird Beta-Carotin, das ein symmetrisches Molekül ist, in zwei gleiche Hälften gespalten, so entstehen aus einem Beta-Carotin-Molekül zwei Vitamin-A-Moleküle.

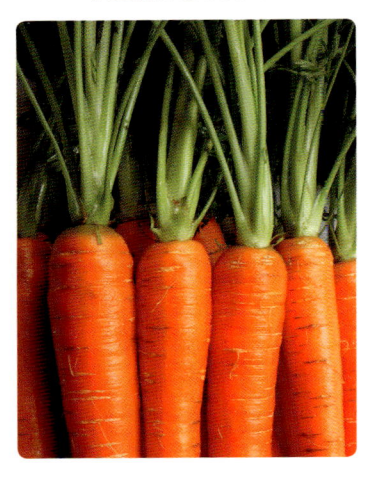

Es gibt auch noch Alpha-Carotin ($\alpha$-Carotin), Gamma-Carotin ($\gamma$-Carotin) und Delta-Carotin ($\delta$-Carotin). Sie haben alle die gleiche Kettenlänge wie Beta-Carotin und unterscheiden sich lediglich in Kleinigkeiten an ihren Sechseringen an den Kettenenden. Alle diese Carotine können ebenso zum Sehfarbstoff Vitamin A umgebaut werden, das geschieht aber deutlich weniger effektiv als aus dem symmetrischen Beta-Carotin und sie kommen in der Nahrung nur in sehr geringen Mengen vor.

> **Vitamin A – nicht ganz ohne Risiko**
>
> Vitamin A wird vom Körper deutlich besser resorbiert als das Carotinoid und Provitamin A Beta-Carotin. Will man sich nun mit einer Nahrungsergänzung mit Vitamin A etwas Gutes für die Augen tun, dann gibt es einen kleinen Haken: Das fettlösliche Vitamin A wird vom Körper gespeichert und kann daher irgendwann in zu hohen Mengen vorliegen und auch überdosiert werden. Langfristig sollten daher nicht mehr als 10.000 IE (Internationale Einheiten) täglich aufgenommen werden, das entspricht drei Milligramm Vitamin A. Weil Kinder immer empfindlicher reagieren als Erwachsene, gehören Nahrungsergänzungsmittel mit Vitamin A nicht in Kinderhände!
>
> Gut ist, dass eine derartige Überdosierung mit dem Provitamin A Beta-Carotin nicht möglich ist. Der Körper produziert aus diesem Farbstoff nur dann Vitamin A, wenn er es auch tatsächlich benötigt. Er legt daraus keine ungesunden Vitamin-A-Speicher an, die ihm nicht guttun. Durch ausreichende Spaltung des Beta-Carotins verhindert er so sicher einen Vitamin-A-Mangel und lässt auch eine Überversorgung mit diesem fettlöslichen, essenziellen Vitalstoff nicht zu.

Über die wichtige Leistung des Beta-Carotins, den Sehfarbstoff Vitamin A zu liefern, sollte nicht vergessen werden, dass dieses Carotinoid auch noch andere nützliche Eigenschaften hat. Es ist ein effektiver Radikalfänger für den gesamten Körper und schützt aufgrund seiner Fettlöslichkeit andere Fette gleich mit. Es stimuliert das Immunsystem und schützt auch die Haut vor schädlichen Lichteinflüssen. Denn wenn im Körper viel Beta-Carotin vorliegt, dann lagert es sich in die Haut ein, färbt sie gelblich-braun und bietet ihr den Lichtschutz, den die Carotinoide in sich tragen.

Und damit nicht genug. Es gibt viele Studien, die zeigen, dass das wichtige Antioxidans Beta-Carotin auch gegen die Entstehung von Tumoren Wirkungen haben kann! Doch Achtung, Raucher aufgepasst! Leider gibt es genau da beim Beta-Carotin eine kleine Einschränkung: In Studien mit Rauchern haben sich negative Effekte einer Beta-Carotin-Gabe bezüglich der Lungenkrebshäufigkeit gezeigt. Bei ehemaligen Rauchern und Nichtrauchern sind diese

Effekte jedoch nicht zu finden. Daher sollten Raucher Beta-Carotin nicht als Nahrungsergänzung zu sich nehmen. Beta-Carotin, das über die tägliche Ernährung aufgenommen wird, stellt jedoch kein Problem dar. Die einzig gesunde Konsequenz daraus kann eigentlich nur heißen: Raucher sollten ihre Sucht schnellstmöglich beenden und die „Glimmstängel" nicht mehr anrühren. Dann können sie und ihre Augen ohne Probleme von den ungeheuer vielen Vorteilen des Beta-Carotins profitieren.

## Lutein und Zeaxanthin

Diese beiden Carotinoide gehören zu den sauerstoffhaltigen Xanthophyllen (siehe Seite 25 ff.) und sie sind fast identisch: Nur die Position einer Bindung ist verschieden. Daher sind die beiden Stoffe leicht ineinander umwandelbar und kommen in Lebensmitteln immer zusammen vor, nur in unterschiedlichen Anteilen. Lutein und Zeaxanthin können im Körper nicht zu dem Seh-Vitamin A umgewandelt werden, sie haben eine andere wichtige Bedeutung für den Menschen:

Die beiden Xanthophylle sind noch nicht sehr lange Gegenstand der medizinischen Forschung. Doch dann wurde herausgefunden, dass sie die einzigen Carotinoide sind, die in der Netzhaut vorkommen! Vor allem im gelben Fleck, der Macula lutea, dem Zentrum des scharfen Sehens auf der Netzhaut, liegen sie hoch konzentriert vor. Dadurch rückten sie plötzlich in den Mittelpunkt des Forschungsinteresses, denn nun wusste man, dass nur Lutein und Zeaxanthin die natürlichen Sonnenschirme der Augen sind! Nur wenn sie in ausreichender Menge im Auge vorliegen, kann dieses empfindliche und wichtige Organ gesund und funktionstüchtig bleiben. Das weckte weiteren Forschergeist, denn man versprach sich von diesen beiden natürlichen Farbstoffen Hilfe bei der Vorbeugung und Bekämpfung von Augen- und insbesondere Netzhauterkrankungen.

Daraufhin wurden viele Studien durchgeführt, in den meisten Fällen beobachtete man die Reaktionen auf Lutein, Zeaxanthin wurde seltener in die Studien mit einbezogen. Die Ergebnisse dieser Untersuchungen waren oft sehr vielversprechend und lassen große Hoffnungen für Menschen mit Augenerkrankungen aufkommen:

Zuerst einmal wurden gesunde Menschen untersucht und die in ihrem Blut vorliegenden Mengen an Lutein (und selten Zeaxanthin) bestimmt. Gleichzeitig wurde beobachtet, ob bei ihnen ein Zusammenhang zwischen der Luteinversorgung und dem Auftreten von Augenerkrankungen besteht. Genauso wurden die entsprechenden Blutwerte Gesunder mit jenen von Patienten mit altersbedingter Makuladegeneration (AMD) oder Grauem Star (Katarakt) verglichen. Patienten mit AMD zeigten dabei häufig sehr niedrige Gehalte an Lutein und Zeaxanthin im Blut. Dieses Ergebnis legt nahe, dass ein Fehlen der Farbstoffe ein Risiko für diese Augenerkrankung darstellen kann. Hohe Konzentrationen der beiden Xanthophylle im Blut scheinen hingegen das Risiko für AMD und Katarakt zu senken. Man fand außerdem, dass eine hohe Aufnahme von Lutein über die Nahrung den Luteingehalt im Blut eindeutig erhöhte und dass damit auch eine höhere Dichte dieses Farbstoffes im gelben Fleck (Macula lutea) zusammenhing.

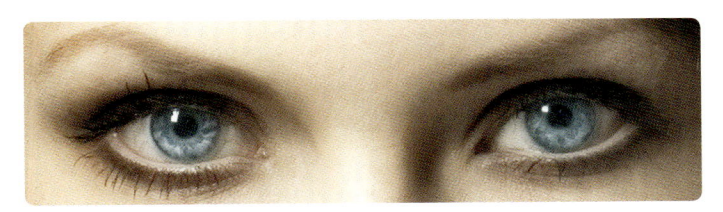

Andererseits wurden auch Versuche unternommen, ob mit zusätzlichen Gaben dieser beiden Augen-Schutzstoffe über die Ernährung und/oder mit Nahrungsergänzungsmitteln bei Augenerkrankungen Wirkungen erzielt werden können. Viele dieser Studien zeigten, dass die Gabe von Nahrungsergänzungen zu einem sicheren Anstieg der wichtigen Augenschutzstoffe im Blut führen, diese Stoffe also gut im Körper ankommen. Und nicht nur das, sie kamen auch im Auge an, was sich als Zunahme der Pigmentdichte in der Makula nachweisen ließ. Schon bei einer Gabe von vier Milligramm Lutein täglich konnte beobachtet werden, dass die Farbstoffdichte in der Makula von Patienten mit altersbedingter Makuladegeneration deutlich anstieg! Bei Dosierungen von etwa zehn Milligramm Lutein täglich war der Effekt besonders ausgeprägt. Bei diesen Studien wurde zum Teil auch untersucht, ob sich die höhere Farbstoffdichte auf die Sehleistung auswirkte: Und tatsächlich konnte in einigen Studien eine Verbesserungen der Sehschärfe und der Blendempfindlichkeit bei Katarakt-Betroffenen verzeichnet werden. Ebenso zeigte sich bei AMD-Patienten eine Verbesserung der Sehschärfe und der Kontrastempfindlichkeit.

Diese Ergebnisse sind wirklich beeindruckend! Auch wenn es nicht in allen Studien nachzuweisen war, so ergibt sich doch ein ernstzunehmender Hinweis darauf, dass auf diese einfache und gesunde Art die Augen auch noch im fortschreitenden Alter vor Schäden bewahrt werden können oder zumindest die Dauer des guten Sehens verlängert und die Sehkraft nicht zwangsläufig durch bestimmte Augenerkrankungen nachlassen muss. Welch schöne Aussicht für die kommenden Generationen!

Wenn man versuchen will, seine Ernährung reicher an Lutein und Zeaxanthin zu gestalten, dann sollte man bedenken, dass der Sauerstoff in den Molekülen die beiden Substanzen etwas hitzeanfälliger macht als andere Carotinoide. Eine gesunde Xanthophyll-Mahlzeit muss man daher vorsichtig erhitzen. Kochtemperaturen werden von den beiden Stoffe noch toleriert, in der Pfanne hingegen kann es schnell zu heiß für sie werden. Wer den einfacheren Weg gehen will, ist mit

**Diese Lebensmittel liefern besonders viel Lutein und Zeaxanthin**

Brokkoli, Ei, Erbsen, Grünkohl, Mais, Paprika, Spinat

speziellen Nahrungsergänzungsmitteln für die Augen gut beraten, die Lutein und Zeaxanthin und vielleicht noch ein paar andere Augenschutzstoffe mehr enthalten. Da braucht man sich dann keine Gedanken über die Temperatur oder die Art der Essenszubereitung zu machen.

## Lycopin

Lycopin ist in vielerlei Hinsicht eine Ausnahme unter den Carotinoiden. So hat es zum Beispiel keine Sechserringe an den Enden, sondern ist nur eine reine Kohlenstoff-Wasserstoff-Kette und gehört damit zu den sauerstofffreien Carotinen. Außerdem kommt es bei Gemüse und Obst nur in ganz bestimmten Arten vor: Tomaten, Wassermelonen, die exotischen Guaven und in geringen Mengen auch rosa Grapefruits enthalten diesen interessanten Farbstoff. Besonders in Tomatenprodukten wie Tomatenmark, -ketchup oder -püree sind beachtliche Mengen enthalten, die in dieser Form auch vom Körper sehr gut aufgenommen werden können.

Lycopin ist durch seine außerordentlich hohen antioxidativen Eigenschaften allgemein für die Gesundheit hoch angesehen. Es wird von Fachleuten als Präventionssubstanz bei Arteriosklerose (Verkalkung der Blutgefäße) und Tumorerkrankungen hoch gehandelt. Auch im Auge kann dieses starke Antioxidans gegen die schädliche Wirkung der Radikale von großem Wert sein, wenn es im Blut in hoher Konzentration vorliegt. Es kann daher bei der Vorbeugung der Katarakt (Grauer Star) enorme Bedeutung haben und sollte bei der vitalstoffreichen Ernährung und einer augengesunden Rundum-Nahrungsergänzung mit bedacht werden!

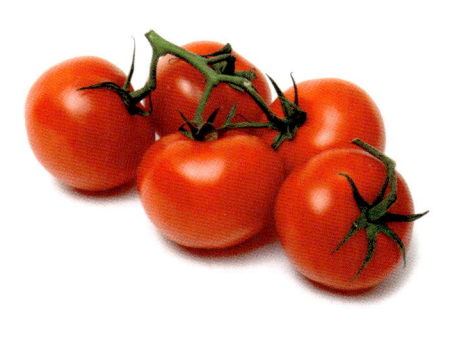

ically sensitive eye

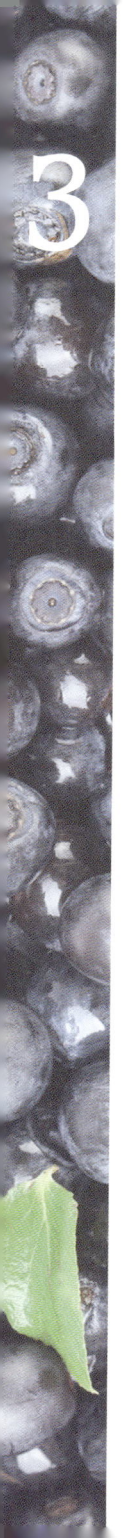

## Antioxidantien und noch mehr für das empfindliche Auge

Auch andere Antioxidantien als die Carotinoide haben eine große Bedeutung für das Auge. Denn die Carotinoide können nicht alles alleine schaffen. Schon für den Schutz der Linse sind ihre Fähigkeiten trotz allem beschränkt, denn die Linse muss klar bleiben, da können Farbstoffe nur von außen helfen. Für den Schutz von innen müssen andere her! Doch auch an anderen Stellen lassen die Carotinoide „Lücken", die nur andere Substanzgruppen versorgen können. Ebenso ist der Schutz vom Stoffwechsel des Auges ein wichtiges Thema. Auch hier braucht es die richtigen „Spezialisten" vor Ort, damit alles seinen gesunden und geregelten Gang gehen kann. Die folgenden Substanzen sind für das Auge absolut unerlässlich, und wer sich für die Gesundheit seiner Augen interessiert, der sollte besonders darauf achten, dass er mit all diesen Vitalstoffen ausreichend versorgt ist.

### Vitamin C und Zink – ein starkes Team

Vitamin C (auch Ascorbinsäure genannt) ist als Immunstimulans bestens bekannt, doch was kann es für das Auge tun? Sehr viel! Und da kann man erst einmal gleich beim Immunsystem bleiben: Denn auch das Auge braucht ein gut funktionierendes Immunsystem, um vor Infekten und Entzündungen geschützt zu sein. Doch Vitamin C ist auch ein ganz spezieller Wirkstoff für das Auge, und deshalb ist die Augenlinse eines der Organe im Körper, die am allerbesten mit Vitamin C versorgt werden. Die Begründung dafür liegt auf der Hand: Vitamin C ist ein vortreffliches Antioxidans, wasserlöslich und farblos, es ist also schlicht der Top-Kandidat für den inneren Schutz der Linse vor Radikalen – und genau diese Funktion erfüllt dieses wichtige Vitamin dort. Es spricht inzwischen vieles dafür, dass eine optimale Vitamin-C-Versorgung dazu beiträgt, die Augenlinsen länger klar zu halten und die Entstehung einer Katarakt zu verzögern. Deshalb ist es wichtig, schon früh für eine ausreichende Versorgung mit diesem und anderen Augen-Vitalstoffen zu sorgen!

Wer häufig von grippalen Infekten oder Ähnlichem geplagt wird, der sollte sich unbedingt Gedanken darüber machen, ob sein Körper damit vielleicht deutlich anzeigt, dass er von dem lebenswichtigen und auch augenschützenden Vitamin C über die Ernährung zu wenig bekommt. Denn ein schwaches Immunsystem kann darin begründet sein, dass es zu wenig Vitamin C zur Verfügung hat, um seine Immunzellen immer aktiv zu halten. Wenn dem so ist, dann wären die Betroffenen gut beraten, Abhilfe zu schaffen und ihre Ernährung mit Gemüse und Obst aufzubessern, die reich an Vitamin C sind. Und nicht selten ist zusätzlich ein Nahrungsergänzungsmittel mit Vitamin C zu empfehlen – für ein allgemein besseres Immunsystem und natürlich auch im Hinblick auf die Augengesundheit!

**Diese Lebensmittel liefern besonders viel Vitamin C oder Zink**
Vitamin C:
Acerolabeeren, Apfelsinen, Brokkoli, Erdbeeren, Grapefruit, Guave, Schwarze Johannisbeeren, Papaya, Paprika, Rosenkohl, Sanddornbeeren
Zink:
Ei, Fleisch (besonders Leber), Hartkäse, Hülsenfrüchte, Meerrettich, Vollkornprodukte, Weizenkeime

Auch das Spurenelement Zink hat eine enorm wichtige Bedeutung für das Immunsystem. Daher gilt für Zink diesbezüglich das Gleiche, was bereits über Vitamin C gesagt wurde. Doch auch dieser Vitalstoff leistet noch mehr für den Körper. Sehr viele Stoffwechselwege sind von Zink abhängig. So ist zum Beispiel das Hormonsystem auf Zink angewiesen. Genauso hat Zink eine wichtige Aufgabe bei energieliefernden oder Zellsubstanz-aufbauenden Prozessen. Manche zinkabhängige Stoffwechselwege betreffen die Augen und das Sehen auch direkt. So ist zum Beispiel der Transport von Vitamin A im Blut zinkabhängig. Ohne Zink kann dieses Seh-Vitamin die Augen also gar nicht erreichen! Daher wirkt Zink auch verbessernd auf das Sehen bei Dämmerlicht, denn es sichert den Nachschub des Vitamin A für das Sehpurpur, das besonders beim Dämmerungssehen stark verbraucht wird.

Die höchste Zinkkonzentration im Körper findet man in der Netzhaut, was genau diesen Zusammenhang noch einmal bestätigt. Und nicht zuletzt hat die Zink-Ansammlung an dieser Stelle im Auge noch eine zusätzliche Funktion: Auch Zink hat eine antioxidative Wirkung, die hier zusätzlich mithilft, die empfindliche Netzhaut vor den aggressiven Radikalen zu schützen. Genauer gesagt ist Zink sogar Bestandteil von zwei effektiven Schutzsystemen in Körper (Enzyme), die ohne Zink gar nicht arbeiten könnten. Nur wenn Zink als zentrales Teilchen in ausreichenden Mengen vorhanden ist, können sie ihre Schutzfunktion erfüllen. Ein wichtiger Grund mehr, die Zinkversorgung des Körpers sicherzustellen. Menschen, die schon konkrete Probleme mit ihren Augen haben, sollten zusammen mit ihrem/r Ärztin/Arzt überlegen, wie hoch die Zinkzufuhr genau sein sollte.

## Selen – noch ein Plus im Kampf gegen die Radikale

Und es gibt noch einen weiteren Mitstreiter im Kampf gegen zu viele freie Radikale. Der Körper kennt die große Gefahr, die von diesen aggressiven Teilchen für ihn ausgeht, und hat deshalb seine schlagkräftige Schutztruppe direkt aus mehreren verschiedenen Systemen aufgebaut. So gibt es also noch ein weiteres Schutzsystem, in dem Selen, ähnlich wie Zink in den seinen, eine zentrale Rolle spielt. Ohne Selen ist der Schutz des Körpers löchrig. Das Immunsystem baut sehr stark auf diesen Selen-Mechanismus, der auch für das Auge eine wichtige Bedeutung hat. Denn er stellt vor allem einen Vorausschutz für die Fettsäure-Bestandteile der Membranen im Auge dar: Er fängt die freien Radikale nämlich schon vor der Membran ab! Und auch die Linse braucht diesen Selenschutz gegen die freien Radikale, die sie schädigen können. In beiden Fällen gilt ohne Frage: Vorsorge ist besser als Reparatur!

**Diese Lebensmittel liefern besonders viel Selen:**

Fleisch, Hering, Hülsenfrüchte, Leber, Sardinen, Thunfisch, Vollkornprodukte

## Anthocyane – Heidelbeeren tun gut!

Anthocyane ist die Bezeichnung für eine weitere wichtige Farbstoffgruppe für die Augen. Anthocyane können – genau wie die für das Auge so wichtige Farbstoffgruppe der Carotinoide – vom menschlichen Organismus nicht produziert werden. Sie werden ausschließlich von Pflanzen gebildet und färben deren Blätter, Blüten und Früchte rot, violett, blau bis hin zu fast schwarz.

Anthocyane haben für die Pflanzen, die sie färben, zuerst einmal ganz ähnliche Funktionen, wie sie die Carotinoide erfüllen: Sie sollen die Pflanzen vor den schädlichen Einflüssen des Sonnenlichtes schützen und Insekten und Tiere anlocken, um die Vermehrung und Verbreitung zu sichern.

**Diese Lebensmittel liefern besonders viele Anthocyane**

Aubergine, Brombeere, Heidelbeere, Schwarze Johannisbeere, dunkle Kirsche, rote Traube

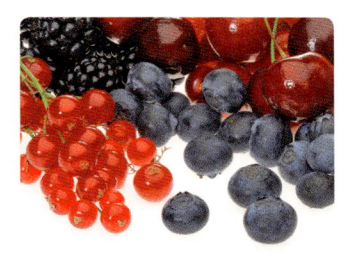

Als Farbstoffe in Lebensmitteln können sie den Menschen bei der Erhaltung seiner Gesundheit intensiv zur Seite stehen, denn sie haben ein sehr hohes antioxidatives Potenzial und fangen freie Radikale äußerst effektiv ab, um sie unschädlich zu machen.

Beeren enthalten viel von diesen schönen, rotblauen Farbstoffen, besonders die Heidelbeere tut sich hier hervor. Leider kommt diese leckere und gesunde Beere heutzutage nicht mehr so häufig auf den Tisch. Doch wer sie kennt, der weiß, dass sich die Lippen und der ganze Mund innen blau färben, wenn man frische Heidelbeeren isst. Und genau da stecken die vielen farbkräftigen Anthocyane der Heidelbeere dahinter.

Schon seit Generationen ist das augenschützende Potenzial der Heidelbeeren in der Erfahrungsheilkunde bekannt. Und nun haben es auch Wissenschaftler untersucht und können es bestätigen: Heidelbeeren mit ihrem starken Blaufärbepotenzial haben eine ungeheure antioxidative Kraft! Daher sollten Heidelbeeren viel öfter auf den Tisch kommen. Leider gibt es sie, wenn überhaupt, nur zu ihrer Erntezeit im Spätsommer frisch. Hier und da kann man sie auch als tiefgekühlte Ware kaufen. Besonders konzentriert bekommt man die Anthocyane jedoch als Heidelbeerextrakt, der in manchen Nahrungsergänzungsmitteln enthalten ist, die speziell für die Augen zusammengestellt sind. So färben die Anthocyane dann auch nicht die Zunge blau, sondern gelangen einfach in den Körper, um dort ihre antioxidative Wirkung entfalten zu können.

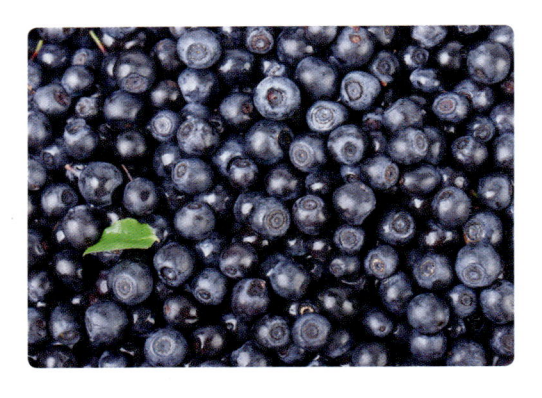

Aber die Pflanzenfarbstoffe Anthocyane halten noch eine weitere Unterstützung für die Augen bereit: Sie wirken nachweislich stabilisierend auf die Blutgefäße. Blutungen aus mikrofeinen undichten Stellen der Adern sind im Körper keine Seltenheit. Bei manchen Menschen können sie sogar sehr häufig vorkommen. Im Auge können solche Blutungen natürlich fatale Folgen haben, denn sie behindern den Lichtdurchtritt im Auge und verschlechtern den Seheindruck beträchtlich und schnell. Die feinen Gefäße der Aderhaut des Auges sollten daher besonders stabil sein. Heidelbeerextrakt mit seinem hohen Angebot an Anthocyanen ist da bestens geeignet, eine gesunde Festigkeit der Gefäßwände zu unterstützen. Besonders interessant kann diese Eigenschaft der Anthocyane für Zuckerkranke (Diabetiker) sein. Denn bei ihnen kommt es oft nach einigen Jahren zu Schäden in den Augen, der sogenannten diabetischen Retinopathie. Hintergrund dieser Augenerkrankung sind Blutungen aus den feinen Gefäßen der Aderhaut, manchmal bilden sich auch neue Gefäße aus, die besonders schnell bluten. Der stabilisierende Effekt der Anthocyane auf Blutgefäße könnte hier eine große Hilfe sein.

> Wenn Sie mehr über die vielen anderen Vitalstoffe und gesunden Nahrungsergänzungsmittel erfahren wollen, dann schauen Sie doch einmal in der kleinen Buchreihe nach, in der dieses Büchlein erschienen ist. Viele interessante Themen werden in dieser Gesundheitsreihe vorgestellt – informativ und verständlich. Vielleicht ist ja Ihr Thema auch dabei.

## Omega-3-Fettsäuren machen die Netzhaut „beweglich"

Fette waren lange Zeit als ungesunde Kalorienbomben mächtig in Verruf geraten. Inzwischen haben Forscher da etwas genauer hingeschaut und heute weiß man, dass Fette zwar viele Kalorien enthalten, bestimmte Fette für den Körper jedoch unbedingt erforderlich sind, nämlich zum Beispiel jene mit den essenziellen Omega-3-Fettsäuren. Der Körper braucht sie in jeder seiner Zellen, denn durch Omega-3-Fettsäuren werden die Membranen der Zellen beweglicher. Und das hat ganz konkrete Auswirkungen, zum Beispiel auf die Blutgefäße und auch das Blut selbst. Denn wenn jede Zelle beweglicher in ihren Membranen wird, dann werden auch die Blutzellen und das Blut insgesamt flüssiger, genauso wie die Gefäße beweglicher werden und dem Blut weniger Druck entgegensetzen.

Die Folge ist ein besser fließendes Blut, ein bis in die kleinsten Gefäße gut mit Blut und den darin gelösten Nähr- und Vitalstoffen sowie mit Sauerstoff versorgter Körper und nicht zuletzt auf lange Sicht auch ein gesunder Blutdruck. Und von all dem profitiert auch das Auge, denn gerade dort sind es sehr feine Blutgefäße, die zur Versorgung notwendig sind, und ein erhöhter Blutdruck macht ihnen und dem empfindlichen Auge ganz besonders zu schaffen. Diese positiven Wirkungen der Omega-3-Fettsäuren sollten eigentlich schon ausreichen, um jeden, der sich um die Gesundheit seiner Augen sorgt, davon zu überzeugen, dass eine gute Versorgung mit diesen Omega-3-Fetten sinnvoll und richtig ist. Doch es kommt noch besser. Bewegliche Membranen sind für das Auge noch in anderer Hinsicht von großem Vorteil: Das wichtige Sehpurpur, an welchem das Vitamin A gebunden ist, sitzt in den Außenmembranen der Photorezeptoren. In diesen Membranen müssen während des Sehens fortwährend die Umbaumaßnahmen des Rhodopsins und der Iodopsine passieren. Und diese Sehpurpur-Proteine sind nicht gerade klein. Sie brauchen also bei ihren Veränderungen (Vitamin A lösen, Vitamin A wieder binden, siehe Seite 17 ff.) für ein gutes Sehen viel Platz. Und dieser Platz wird ihnen leichter gewährt, wenn die Membranen der Photorezeptoren viele Omega-3-Fettsäuren enthalten und so schön beweglich sind.

Und woher kommen diese wichtigen Omega-3-Fettsäuren? Natürlich aus der gesunden Ernährung und speziell aus dem Fett von Fischen, die in kalten Gewässern gelebt haben. Der beste Lieferant für diese essenziellen Fettsäuren ist der Lachs. Auch die Makrele und die Forelle enthalten die gesunden Omegas. Zwei bis drei Kaltwasserfisch-Mahlzeiten

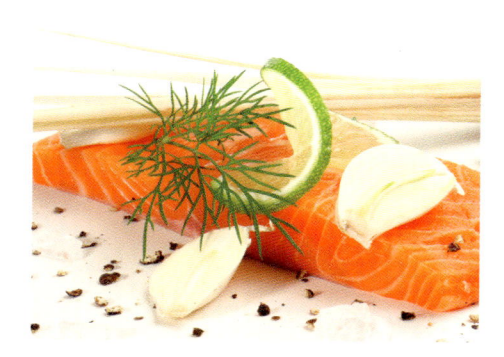

Der beste Lieferant für Omega-3-Fettsäuren ist Lachs.

sollte jeder Mensch in der Woche essen. Das ist eine ganze Menge, besonders für Menschen, die Fisch nicht mögen. Andere Lebensmittel mit diesen Fettsäuren sind rar und meist unergiebig. Daher ist ein Nahrungsergänzungsmittel mit Lachsöl ohne Zweifel die beste Lösung für eine gute und sichere Versorgung des Körpers und seiner Augen mit Omega-3-Fettsäuren!

> **Die Omega-3er können noch mehr**
>
> Omega-3-Fettsäuren können noch mehr für die Augen tun. Denn die Augen sind recht anfällig für Entzündungen. Zum Beispiel der untere Lidrand, die Tränendrüse, die ableitenden Kanälchen und besonders die Bindehaut, die unter dem Augenlid auf der dem Augapfel zugewandten Seite liegt, entzünden sich schnell bei Reizungen (Staub, Zugluft, Allergien o. Ä.). Natürlich geschieht das besonders schnell, wenn der Betroffene eine erhöhte Neigung zu Entzündungen hat.
> Und genau diese kann durch eine gute Versorgung mit Omega-3-Fettsäuren verringert werden, denn die Omegas sind Vorläufer für entzündungshemmende Botenstoffe im Immunsystem. Liegen viele Omega-3-Fettsäuren vor, kann der Körper eine große Anzahl von diesen entzündungshemmenden Boten bilden und folglich sinkt die Entzündungsneigung im gesamten Körper – und so profitieren auch die Augen davon.

## Vitamin E und Coenzym Q10 – damit Fettiges nichts abkriegt

Dass Membranen im Auge eine besondere Bedeutung haben, ist im letzten Kapitel schon erwähnt worden. Und damit ist es auch nötig, alle Membranen des Auges – und ganz besonders die der für das Sehen so wichtigen Netzhaut – vor den schädlichen Auswirkungen des Lichtes, den Radikalen, zu bewahren. Hinzu kommt, dass die Fette als Membranbausteine von Radikalen leicht angegriffen werden können und dass besonders die für das Auge so wichtigen Omega-3-Fettsäuren schnell Opfer dieser aggressiven Teilchen werden. Hier braucht es besonderen Schutz für die fettigen Membranen im Auge. Einen Teil dieses Schutzes können die fettlöslichen Carotinoide Lutein und Zeaxanthin schon bieten, aber das ist noch viel zu wenig. Sind sie doch vor allem für den „Sonnenschirmeffekt" zuständig und nur „nebenbei" Radikalfänger. Die Membranen im Auge brauchen jedoch Spezialisten für die wichtige Aufgabe, die aggressiven Radikalangriffe zu entschärfen. Und diese Spezialisten sind das Vitamin E und das Coenzym Q10. Beide sind fettlöslich und können sich schnell in der Membran bewegen, um immer wieder an anderen Stellen ihren Fett-Nachbarn Schutz zu bieten. Und das Schöne daran ist, wenn Vitamin E ein Radikal erfolgreich abgewehrt hat, dann ist es nicht unbrauchbar geworden. Es kann von Coenzym Q10 und auch vom schon beschriebenen Vitamin C „recycelt" werden und ist dann sofort wieder einsetzbar gegen die gemeinen Angreifer.

Nicht zu vergessen: Das Nervensystem und auch das Gehirn bestehen ebenso wie die Netzhaut zu einem sehr großen Anteil aus Membranen. Sie sind dort für die präzise Funktion der Nerven, also der Leitung von feinen elektrischen Signalen, eine absolute Voraussetzung. So ist ein Membranschutz auch für den Sehnerv des Auges und für die Fortleitung und die Wahrnehmung des Sehens im Gehirn von großer Bedeutung, denn auch wo kein Licht einfällt, kommt es durch andere Vorgänge zur Radikalentstehung und damit zur Zerstörung, wenn kein ausreichender Schutz vorhanden ist.

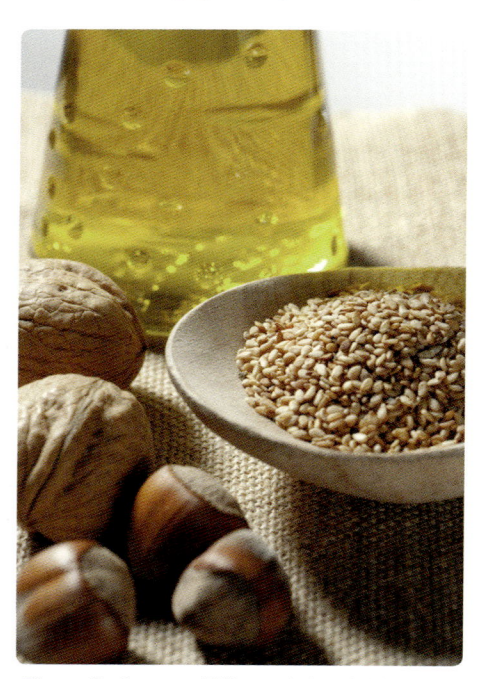

Pflanzenöle, Samen und Nüsse enthalten viel Vitamin E.

Über die Nahrung kann der Gehalt an Vitamin E durchaus gut erhöht werden: Viele Pflanzenöle, Nüsse, Samen und auch Weizenkeime enthalten dieses Vitamin. Ein Nachteil dabei ist allerdings, dass diese Lebensmittel auch recht viele Kalorien enthalten.

Bei Coenzym Q10 sieht das etwas anders aus. Über die Ernährung ist am Q10-Gehalt des Körpers nicht viel zu verändern, denn dieses Antioxidans liegt in Lebensmitteln nur in geringen Mengen vor. Abhilfe kann man im Falle von Q10 nur über Nahrungsergänzungsmittel schaffen. Auch für das Vitamin E kann eine entsprechende Zusatzversorgung über Kapseln hilfreich sein.

## Q10 – Energie für das Sehen

Unschwer kann man sich vorstellen, dass in den Photorezeptoren der Netzhaut viel Energie gebraucht wird, denn der ständige Wechsel zwischen Binden und Lösen und wieder Binden von Vitamin A an die Proteine in den Photorezeptoren (siehe Seite 17ff.) kostet die Zellen eine Menge Energie. Manch einer wird es vielleicht schon einmal „hautnah" erlebt haben, dass die Augen schlechter werden, wenn der Hunger so groß ist, dass man zu zittern anfängt. Die Mediziner nennen diesen Schwächezustand Unterzuckerung; besonders Diabetiker, deren Zuckerhaushalt vom Körper nicht mehr richtig kontrolliert wird, kennen dieses Zittern leider nur zu gut. Dass dann das Sehen schlechter wird, ist ein deutliches Zeichen, dass der Netzhaut schlicht die Energie zum Sehen fehlt!

Doch es gehören noch mehr Faktoren als nur die Nahrung dazu, damit Energie erzeugt werden kann. Coenzym Q10 ist solch ein Faktor. Es arbeitet als zentraler Energieüberträger. Ohne ihn gerät die gesamte Energieversorgung ins Stocken. Gut ist, dass der Körper Q10 selbst herstellen kann. Doch leider tut er das mit fortschreitendem Alter immer weniger, die Folge ist ein permanenter Energiemangel im Körper, obwohl genug Nahrung zugeführt wird. Und dieser

Mangel trifft natürlich auch die Augen. Der einzige Ausweg ist in diesem Fall tatsächlich der Zusatz zur täglichen Ernährung durch eine Q10-haltige Nahrungsergänzung.

Die Liste der hilfreichen Stoffe für eine augengesunde Ernährung liest sich fast schon wie ein Rezeptbuch. Und daher sollen sie auch gleich folgen, die Rezepte mit Lutein, Zeaxanthin und vielen anderen Carotinoiden und Antioxidantien für den gesunden, klaren und scharfen Blick!

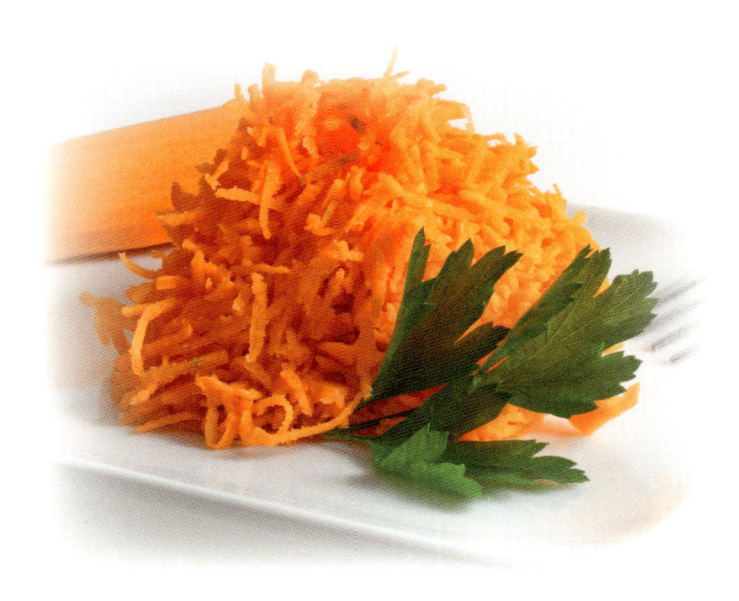

# Rezepte

## Möhrensalat mit Sonnenblumenkernen und Kalbsleberstreifen

*Geht sehr schnell!*

für 4 Personen

| Zutaten | Zubereitung |
|---|---|

750 g frische Möhren

3-4 Frühlingszwiebeln

1 Zitrone

Salz und Pfeffer

etwas Sesam-, Walnuss- oder Olivenöl

75 g Sonnenblumenkerne

500 g Kalbsleber

etwas Öl zum Anbraten

Salz und Pfeffer

dazu Vollkornbrot

1 Die Kalbleberstücke waschen, gut trockentupfen und in schmale Streifen schneiden. In einer großen Pfanne etwas Olivenöl erhitzen und die Leberstücke darin kurz scharf anbraten, erst danach mit Salz und Pfeffer würzen – abkühlen lassen.

2 Die Zitrone auspressen, Salz und reichlich Pfeffer hinzugeben und mit dem Öl gut verquirlen, sodass es eine einheitliche Soße gibt. Die Möhren schälen, fein raspeln und sofort in die Soße geben und damit gut vermengen. Die Frühlingszwiebeln putzen, in kleine Ringe schneiden und dazugeben.

3 Eine große Pfanne ohne Öl erhitzen (Achtung, nicht zu lange!), die Sonnenblumenkerne hineingeben und kurz rösten, dabei oft rühren. Die jetzt braunen Kerne etwas abkühlen lassen, zum Salat geben und untermischen.

4 Die Kalbsleberstücke auf dem Salat anrichten und dazu Vollkornbrot reichen.

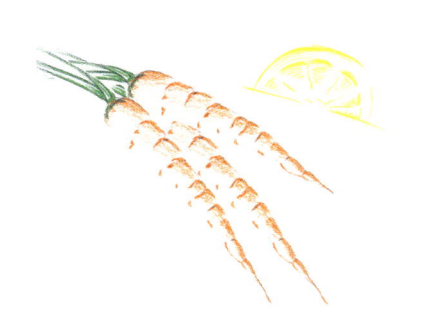

## Spinatsalat mit geraspeltem Emmentaler-Käse

für 4 Personen

| Zutaten | Zubereitung |
|---|---|
| 1,5 kg frischer Spinat | 1 Den Spinat waschen, putzen und in kleine Stücke zerrupfen. Die Zwiebeln sehr klein schneiden. In einem großen Topf das Olivenöl leicht erhitzen und die Zwiebeln darin glasig dünsten. Den Spinat dazugeben und bei kleiner Hitze garen. Mit zerdrücktem Knoblauch, Salz und Pfeffer abschmecken und abkühlen lassen. |
| 2 kleine Zwiebeln | |
| etwas Olivenöl zum Dünsten | |
| Salz und Pfeffer | |
| 2 frische Knoblauchzehen | |
| 300 g Zuckermais aus der Dose | |
| 2 rote Paprika | |
| 2 grüne Paprika | 2 Für die Salatsoße das weiche Fruchtfleisch aus der Avocado herauslösen und mit dem frisch gepressten Saft der Orange, dem Olivenöl und eventuell etwas Wasser zu einer glatten Soße vermischen. Den Ingwer sehr klein schneiden und dazugeben, mit Salz und Pfeffer abschmecken. |
| 2 gelbe Paprika | |
| 2 Möhren | |
| 150 g reifer Emmentaler | |

| | |
|---:|---|
| 1 sehr reife Avocado | |
| Saft einer großen, frischen Orange | |
| 1 daumengroßes Stück frischer Ingwer | |
| etwas Olivenöl | |
| Salz und Pfeffer | |
| | |
| dazu Roggenvollkornbrot | |

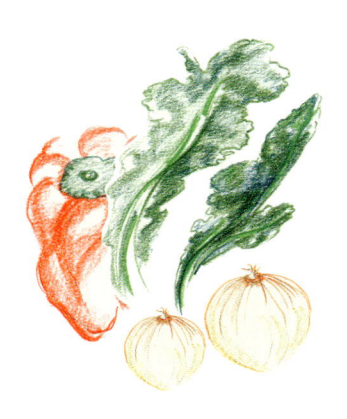

3 Die Paprikaschoten in kleine Streifen schneiden. Die Möhren schälen und mit einem Sparschäler in sehr feine Scheiben schneiden, den Zuckermais aus der Dose gut waschen und abtropfen lassen. Alles zusammen in die Salatsoße geben und umrühren. Den abgekühlten Spinat dazugeben und gut verrühren.

4 Den Emmentaler fein raspeln. ¾ davon vorsichtig unter den Salat geben, das restliche Viertel in einer Schüssel servieren, damit sich jeder frisch den Käse über den Salat streuen kann. Dazu dunkles Roggenvollkornbrot reichen.

## Lachs mit Grünkohl und Kohlrabistäbchen

für 4 Personen

### Zutaten

- 1,5 kg Grünkohl (frisch)
- 1 große Kohlrabi
- Olivenöl zum Dünsten und Braten
- 1 kleine Zwiebel
- 1 l Gemüsebrühe (gekörnt)
- Salz und Pfeffer
- 2 Esslöffel mittelscharfer Senf
- 2 Handvoll frische Weizenkeime

- 4 Lachsfilets
- Olivenöl zum Braten
- 2 frische Knoblauchzehen
- 1 Spritzer Zitronensaft
- Salz und Pfeffer (evt. ganze Pfefferkörner)

dazu Kartoffeln

### Zubereitung

1 Den Grünkohl waschen, die festen, mittleren Blattadern entfernen, die Blätter in schmale Streifen schneiden. Die Zwiebel klein schneiden, Olivenöl in einem großen Topf leicht erhitzen und die Zwiebeln darin glasig dünsten. Die Grünkohlstreifen portionsweise hineingeben, andünsten und immer wieder gut umrühren, bis alles leicht angegart im Topf ist. Dann die Gemüsebrühe hinzugeben, den Topf zudecken und bei kleiner Hitze garköcheln lassen.

2 Den Kohlrabi schälen und in kurze Stäbchen schneiden. Noch roh salzen und pfeffern. In einer Pfanne etwas Olivenöl erhitzen und die gewürzten Stäbchen in kleinen Portionen darin kurz anbraten. Die leicht gebräunten Stäbchen aus der Pfanne herausnehmen, auf einem Backblech ausbreiten und abkühlen lassen. Dann die nächste Portion braten, bis alle Stäbchen fertig sind.

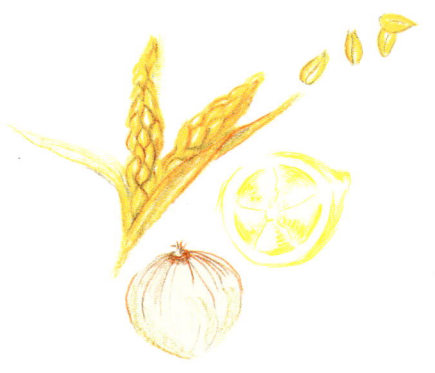

3 Die frischen Knoblauchzehen zerdrücken, das Knoblauchmus mit dem Zitronensaft vermischen und kräftig salzen und pfeffern, hier können auch ganze Pfefferkörner in das Mus gegeben werden. Die Lachsfilets waschen, mit dem Gewürzmus bestreichen, Olivenöl in einer Pfanne gut erhitzen und die Filets darin von allen Seiten anbraten (vorsichtig wenden, sonst zerfallen sie!)

4 Den Senf unter den Grünkohl rühren und mit Salz und Pfeffer abschmecken. Erst kurz vor dem Servieren die Kohlrabistäbchen und die Weizenkeime vorsichtig in den heißen Grünkohl mischen.

5 Dazu frische Pellkartoffeln reichen.

## Obstsalat mit Heidelbeeren und Cashewnüssen

(für 4 Personen)

Zutaten

2 große Orangen

2 Bananen

2 Äpfel

1 Zitrone

200 g Ananas (evt. aus der Dose, möglichst ungezuckert)

2 Esslöffel brauner Zucker

200 g Heidelbeeren (evt. tiefgekühlt)

200 g Himbeeren (evt. tiefgekühlt)

250 g Joghurt

100 g Cashewnüsse

dazu frisch geschlagene Sahne

Zubereitung

1 Orangen gut schälen und in kleine Stücke schneiden, die Zitrone auspressen, die Banane schälen und in Scheiben schneiden, sofort mit dem Zitronensaft vermischen, den Apfel waschen und (mit Schale) in kleine Schnitze schneiden, ebenso sofort zu dem Zitronensaft-Bananen-Gemisch geben. Die Ananas kleinschneiden und dazugeben.

2 Die Beeren, wenn sie Tiefkühlware sind, alle gut pürieren und mit dem Joghurt und dem Zucker vermischen und zu dem anderen Obst dazugeben. Wenn es frische Früchte sind, können die intakten, schönen Beeren herausgesammelt und nur die weichen Früchte derart verarbeitet werden.

3 Die Cashewnüsse kleinschneiden und unter den Salat rühren.

4 Die intakten Beeren zum Servieren oben auf dem Salat dekorieren, mit frisch geschlagener Sahne servieren.

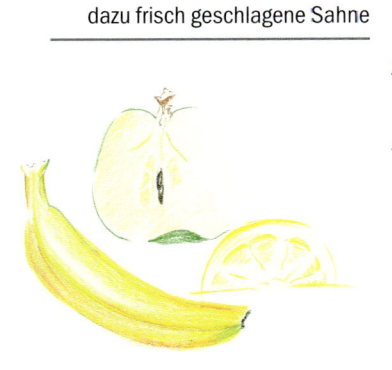

# Was sonst noch hilfreich für die Augen ist

# 4

Man kann noch mehr für die Gesundheit seiner Augen tun. Zum Beispiel ist der gesamte B-Vitamin-Komplex wichtig und notwendig für die Augen und ein gesundes Sehen. So werden zum Beispiel einige der B-Vitamine bei der Energiegewinnung gebraucht und können helfen, Energie für die Augen und das Sehen sicherzustellen. Außerdem spielen viele B-Vitamine für die Nerven und das Gehirn eine große Rolle, das kommt natürlich genauso dem korrekten Seheindruck zugute. Besonders hervorzuheben für die Augen sind B1 (Thiamin) und B2 (Riboflavin): Thiamin ist besonders für den Sehnerv bedeutsam und Riboflavin ist daran beteiligt, die Augenlinse klar zu halten.

Augen zu – und durch! Das ist eine Durchhalteparole, wenn jemand in eine schwierige Situation geraten ist, die er leider aushalten muss. Man kann sich diesen Spruch aber auch im Hinblick auf die Augen merken, denn wer seine Augen viel anstrengen muss, der sollte sie unbedingt immer mal wieder schließen, um ihnen ein wenig Entlastung und Entspannung zu gönnen. Besonders, wenn eine Person immer starr in eine Richtung schauen muss, zum Beispiel auf einen PC- oder Kontroll-Bildschirm, ermüden die Augen schnell und nicht selten wird dann nur noch verschwommen gesehen. Dem kann man vorbeugen, indem

- die Augen hin und wieder für ein paar Minuten geschlossen werden,
- die Augen zwischendurch mal mit den Händen verdunkelt werden, bis sich ein Entspannungsgefühl einstellt,

- der Blick konzentriert auf ein Objekt in einer anderen Entfernung gerichtet wird (Wer also ständig nah schaut, sollte sich etwas in der Ferne suchen und umgekehrt),
- die Augen gezielt „wandern" dürfen, also den Blick absichtlich von ganz rechts über ganz oben nach ganz links und dann nach ganz unten schweifen zu lassen – und am besten gleich wieder den gleichen Weg zurück!

All dies entlässt die Augen aus ihrer Starre. Man kennt dies ja von allen anderen Körperteilen nur zu gut, wer lange regungslos sitzt, wird ganz steif und unbeweglich, warum sollte das bei den Augen nun so ganz anders sein?

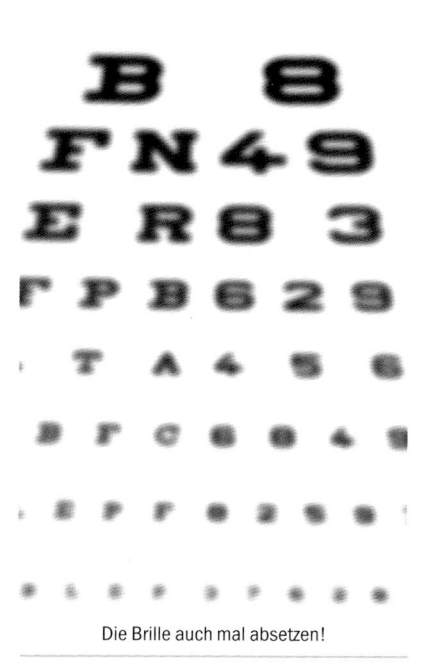

Die Brille auch mal absetzen!

Wer Brillenträger ist und ein bisschen Mut besitzt, der hat noch eine Möglichkeit, nämlich den „Mut zur Unschärfe". Fehlsichtige kennen den Effekt, dass sich im Laufe der Jahre ihre Fehlsichtigkeit immer weiter verschlechtert – oft deutlich schneller, als die Abnahme der Sehschärfe vor der Brillenverordnung stattgefunden hat. Das kommt unter anderem daher, dass das Scharfstellen beim Brilletragen vom Auge nicht mehr so intensiv gebraucht wird und damit auch immer weniger flexibel wird. Die Augen werden sozusagen „bequem", sie müssen ihre Muskulatur nicht mehr anstrengen und werden dementsprechend immer fauler. Das sollte nicht sein! Auch Augenmuskeln wollen bewegt und trainiert werden

– genau wie alle anderen Muskeln im Körper auch. Ein Mensch, der sich kaum bewegt, hat auch nur wenig Muskulatur, und dementsprechend schlapp ist er, wenn er dann doch einmal auf seine Muskelkraft angewiesen ist. Genau dieses Phänomen zeigt sich in den Augen, wenn ein Brillenträger seine Sehhilfe dann doch einmal weglegt. Erst einmal sieht er nicht mehr viel. Doch das lässt sich wieder trainieren, manche Menschen behaupten sogar, dass sie auf diese Art und Weise ihre Fehlsichtigkeit zu einem guten Teil „wegtrainieren" konnten. Jeder sollte seinen Augen also soweit möglich die Bewegung gönnen, die von der Natur eigentlich für sie vorgesehen ist, und sie nicht hinter Korrektur-Gläsern zur täglichen Starre verdonnern.

Und natürlich ist ein effektiver Schutz vor den Augen bei sehr viel Licht wichtig. Niemand sollte im gleißenden Sonnenlicht auf eine Sonnenbrille verzichten. Allerdings gilt dabei ganz besonders, dass

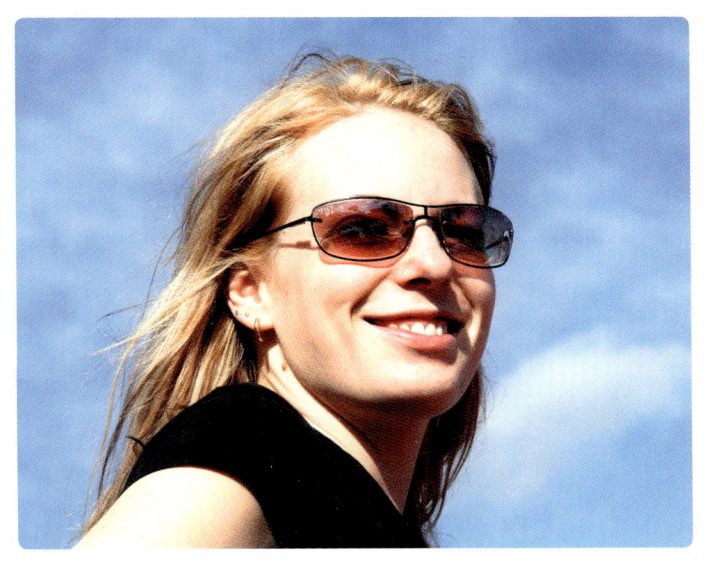

Bei Sonnenbrillen kommt es auf die Qualität an!

es auf gute Qualität ankommt! Denn wenn die Gläser nur getönt sind und keinen besonderen UV-Schutz bieten, schädigen sie das Auge eher, als dass sie ihm nutzen! Das kommt daher, dass die Augen im Dunkeln hinter den getönten Gläsern die Pupillen erweitern, um mehr Licht ins Auge zu lassen und so bessere Bilder zu erzeugen. Doch wenn die UV-Strahlen durch die Brille hindurchkommen, dann verstärken die dunklen Gläser sogar noch deren schädlichen Effekt auf die Netzhaut. Leider bemerkt man davon erst nach einiger Zeit etwas – und dann sind die Schäden oft schon passiert! Da heißt es, auf Nummer sicher gehen und Qualität kaufen. Am besten sollte der UV-Schutz auf der Brille deklariert sein oder – noch besser – man kauft die Sonnenbrille im Fachhandel mit entsprechender Beratung und kann dann ganz sicher sein.

# Literaturverzeichnis

Bässler, K.-H.; Golly, I.; Loew, D.; Pietrzik, K.: „Vitamin-Lexikon für Ärzte, Apotheker und Ernährungswissenschaftler", Urban & Fischer, 2002

Burdulis, D.; Sarkinas, A.; Jasutiené, I.; Stackevicené, E.; Nikolajevas, L.; Janulis, V.: „Comparative study of anthocyanin composition, antimicrobial and antioxidant activity in bilberry (Vaccinium myrtillus L.) and blueberry (Vaccinium corymbosum L.) fruits", Acta poloniae pharmaceutica; (4) 2009

Burgersteins Handbuch Nährstoffe, Haug Verlag, 2007

DeAngelis, David: „Ohne Brille seh ich besser", VAK-Verlag, 2007

Fahl, Arnulf: „Können Antioxidantien vor Makuladegeneration schützen?", Journal für orthomolekulare Medizin, Juni 2003

Hahn, A. und Mang, B.: „Lutein und Augengesundheit", Medizinische Monatsschrift für Pharmazeuten, (8) 2008

Hofmann, Inge: „Nie wieder Brille!", Mosaik-Verlag, 2000

Kim Y.H. et al.: „ Antioxidant activities of Vaccinium uliginosum L. extract and its active components", Journal of medicinal food, (4) 2009

Scalzo J.; Currie A.; Stephens J.; McGhie T.; Alspach P.: „The anthocyanin composition of different Vaccinium, Ribes and Rubus genotypes", BioFactors ,(1) 2008

Schäffler, A. und Menche, N.: „Biologie, Anatomie, Physiologie", Urban und Fischer, 2000

# Glossar

**Anthocyane** – violette, blaue oder blaurote Farbstoffe, die nur in Pflanzen gebildet werden. Sie sind starke Antioxidantien, die freie Radikale unschädlich machen können. Schon seit Generationen werden diese Farbstoffe für die Augen eingesetzt. Anthocyane können auch helfen, die Blutgefäße zu stabilisieren.

**Antioxidans/Antioxidantien** – Substanzen, die vor dem Angriff von freien Radikalen schützen können. Viele Vitamine gehören dazu sowie Carotinoide, Anthocyane und auch Coenzym Q10.

**Carotinoide** – gelbe, orange oder rote Farbstoffe, die von Pflanzen, Bakterien oder auch Pilzen gebildet werden. Sie haben eine große Bedeutung als „Sonnenschirme" in der Netzhaut der Augen, da sie besonders energiereiches blaues und UV-Licht „wegfangen" können, das der Netzhaut dann nicht mehr schaden kann.

**Glaukom (Grüner Star)** – Augenkrankheit, die durch einen erhöhten Augeninnendruck entsteht, da der zu hohe Druck der Netzhaut und den Sehnerven schadet und diese auch zerstören kann (Erblindung).

**Iodopsine** – verschiedene Sehpurpur-Stoffe in den Zapfen, die Vitamin A enthalten und für das Farbsehen zuständig sind.

**Katarakt (Grauer Star)** – Augenkrankheit, die durch die Trübung der Augenlinse zustande kommt. Hintergrund sind vermutlich freie Radikale, die die Linse immer mehr schädigen.

**Makuladegeneration, altersbedingte (AMD)** – Augenkrankheit, die in zwei Formen auftritt: 1. trockene Form, die durch Ablagerungen im Auge entsteht und langsam zu immer schlechterem Sehen führt, 2. feuchte Form, die durch Bildung neuer, häufig blutender Gefäße unter der Netzhaut schnell zum Verlust des Sehens führt.

**Membranen** – dünne, fetthaltige Zellstrukturen, die die Zelle nach außen, aber auch die einzelnen Zellbestandteile innen abgrenzen. Membranen haben große Bedeutung für die Augengesundheit.

**Omega-3-Fettsäuren** – essentielle Fettsäuren, kommen vor allem in Fischöl von Kaltwasserfischen vor. Sie machen als Baumaterial von Zellmembranen diese beweglicher und erleichtern so zum Beispiel Bewegungen des Sehpurpurs im Auge, verbessern die Blutflüssigkeit, machen Blutgefäße beweglicher und können sogar positiv auf einen erhöhten Blutdruck und auf Entzündungen wirken.

**Photorezeptoren** – Sinneszellen, die in der Netzhaut der Augen dafür verantwortlich sind, dass das einfallende Licht zu einem elektrischen Nervensignal verarbeitet wird. Die Stäbchen sind dabei für das Sehen im Dämmerlicht (weiß, grau, schwarz), die Zapfen für das Farbensehen bei vollem Tageslicht zuständig.

**Radikale, freie** – Teilchen (Moleküle), die andere Moleküle oder Strukturen angreifen und zerstören können, lassen in den angegriffenen Strukturen wiederum Radikale entstehen (dies wird von Antioxidantien verhindert).

**Rhodopsin** – Sehpurpur-Stoff in den Stäbchen, der Vitamin A enthält und für das Schwarzweiß-Sehen zuständig ist.

# Sachverzeichnis

**A**derhaut 14, 42, 43
Akkommodation 15, 18, 21
Alterssichtigkeit 20, 21
AMD 22, 35, 36, 60, 64
Anthocyane 5, 41, 42, 43, 60
Antibiotisch 10
Antioxidans 33, 37, 38, 47, 60
Antioxidantien 5, 38, 60, 61, 62
antioxidativ 29, 37, 40, 41, 42
Augapfel 13, 19, 20, 45
Augenerkrankungen 34, 35, 36,
Augenkammer 12, 13
Augenlinse 13, 22, 29, 38, 54, 60
**B**eta-Carotin 5, 18, 24, 26, 31, 32, 33
Blutkreislauf 13
**C**arotine 25, 31, 32
Carotinoide 5, 18, 24 ff., 28, 29, 30, 31, 33, 34, 36, 38, 41, 45, 60, 64
Coenzym Q10 5, 45, 46, 47
**D**ämmerungssehen 19, 40
Diabetiker 43, 47
**E**nergie 5, 15, 28, 47, 54
Entzündung 19, 22, 38, 45, 61
Erblindung 21, 22, 60
**F**arbstoffe 15, 24, 26, 31, 35, 38, 41, 60
Flüssigkeit 8, 9, 10, 11
Fotografieren 15
Fremdkörper 8
Futtermittel 26
**G**elber Fleck 66
Glaskörper 13, 15, 19
Glaukom 21, 60
Grauer Star 1, 29, 37, 60
Grüner Star 60
**H**eidelbeeren 5, 41, 42, 53
Hornhaut 9, 12, 13, 15, 20
Hornhautverkrümmung 20
**I**mmunsystem 18, 33, 38, 39, 40, 45
Infrarot 27
Iodopsin 17
Iris 11, 13, 14, 15
**K**amera 15, 16
Kammerwasser 13
Karotte 24
Katarakt 22, 29, 35, 36, 37, 39, 60

Klimaanlage 11, 22
Kurzsichtigkeit 19
**L**achs 44, 48
Lebensmittel 18, 31, 36, 39, 41, 42, 44, 46
Lederhaut 14
Licht 5, 8, 11, 12, 15, 17, 19, 22, 25, 26, 27, 28, 29, 30, 32, 46, 56, 60, 61
Lidschlussreflex 8
Linse 9, 13, 14, 15, 19, 20, 21, 22, 38, 39, 41, 60
Lutein 1 ff., 5, 6, 24, 34, 35, 36, 45, 62
Lycopin 5, 37
**M**acula lutea 18, 34, 35
Makula 35, 66
Makuladegeneration, altersbedingte 21, 22, 23, 35, 60, 62
Mangelernährung 22, 23
Membran 13, 17, 41, 46
Mineralstoffe 17
**N**ahrungsergänzungsmittel 23, 30, 32, 39, 43, 44, 47
Nanometer 27
Nerven 16, 18, 46, 54
Netzhaut 5, 14 ff., 28, 29, 34, 40, 43, 45, 46, 47, 56, 60, 61
**O**mega-3-Fettsäuren 5, 43, 44, 45, 61
**P**flanze 13, 25, 26
Photorezeptoren 16, 17, 18, 19, 44, 47, 61
Pigmentdichte 35
Provitamin A 19, 32, 33
Pupille 11, 12, 13
**R**adikale 28, 29, 30, 37, 40, 41, 60, 61
Raucher 30, 33
Regenbogenhaut 11
resorbieren 30
Retinopathie 43
Rhodopsin 17, 19, 61
Röntgenstrahlung 30
**S**chutz 8, 9, 15, 28, 38, 39, 40, 45, 46, 56
Schwarz-Weiß-Sehen 17
Sehfarbstoff 32, 33
Sehpurpur 5, 16, 17, 19, 40, 44, 60, 61
Sehvermögen 11
Selen 5, 40, 41
Signal, elektrisches 16, 17

Sonnenbrand 27
Sonnenbrille 12, 56
Sonnenlicht 19, 26, 27, 28, 30, 56
Sonnenschirmeffekt 28, 45
Sympathie 12
Tageslicht 12, 61
Tiere 25, 26, 41
Tränenflüssigkeit 8, 9, 10, 11, 13, 22
Trinken 11
Tropfen 12, 13
UV-Licht 22, 27, 60
Ventilator 11
Vitamin A 32

Vitamin C 5, 38, 39
Vitamin E 5, 45
Weitsichtigkeit 19, 20
Wellenlängen 27
Wellenspektrum 5, 27
Wimpern 8
Xanthophylle 25, 34, 35
Zeaxanthin 5, 34, 35, 36, 45, 66
Zink 5, 38, 39, 40
Zonulafasern 14, 21
Zusatzstoffnummer 26

**Bildverzeichnis:** fotolia – Kurhan (Titelseite oben), nra (Titelseite mittig), m.arc (Titelseite unten), Sue Colvil (S. 8), Alexander Meier (U2,S. 1, 64, U3), Andrejs Pidjass (S. 9), crazyweb (S. 11), Friday (S. 15), Sly (S. 20), Olly (S. 21), contrastwerkstatt (S. 22), Angel Simon (S. 24), mapoli-photo (S. 30), Kzenon (S. 31), Sylada (S. 32), Sam Richter (S. 35), Fehinder (S. 37), Wolfgang Jargstorff (S. 41), Anna Sedvana (S. 42), ExQuisine (S. 44), Laurent Hamels (S. 46), Matthias Faller (S. 48), bilderbox (S. 56), Yvonne Bogdanski (S. 57); KleiDesign – Carine Wiebe (Grafiken S. 10, 12, 14, 15, 28); Carola Powik (Illus Rezeptseiten)

■ „Carotinoide gelten schon lange als
**Wunderwaffe für bessere Sicht.**"

netdoktor, Dezember 2009

■ „**Ohne Carotionoide enthielte das Schutzsystem der Augen große Löcher.**"

Dr. Inge Hofmann,
Autorin von „Nie wieder Brille!", Mosaik-Verlag

■ „Studien deuten darauf hin, dass sich **durch eine Einnahme luteinhaltiger Nährstoffpräparate** das Fortschreiten einer trockenen AMD verzögern lässt."

Prof. Gabriele Lang, Augenklinik Ulm